Dania Schiftan

Das Comeback deiner Lust

AF532079

DANIA SCHIFTAN MIT
CHRISTIANE STELLA BONGERTZ

DAS COMEBACK DEINER LUST

So entfachst du das Feuer in dir

Mit 18 farbigen Abbildungen

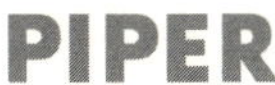

Mehr über unsere Autorinnen, Autoren und Bücher:
www.piper.de

Von Dania Schiftan liegen im Piper Verlag vor:
Das Comeback deiner Lust
Keep It Coming
Coming Soon

Inhalte fremder Webseiten, auf die in diesem Buch (etwa durch Links) hingewiesen wird, macht sich der Verlag nicht zu eigen. Eine Haftung dafür übernimmt der Verlag nicht. Wir behalten uns eine Nutzung des Werks für Text und Data Mining im Sinne von §44b UrhG vor.

Mit Interview-Beiträgen von Tabea Ruf, Bea Loosli, Josianne Hosner und Roland M. Rupp.

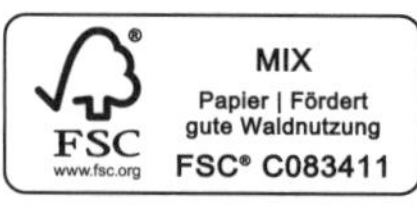

ISBN 978-3-492-06537-5
2. Auflage 2025
© 2024 Piper Verlag GmbH, Georgenstraße 4, 80799 München
www.piper.de
Für einen direkten Kontakt und Fragen zum Produkt wenden
Sie sich bitte an: *info@piper.de*
Illustrationen: Martina Frank
Satz: Eberl & Koesel, Kempten
Gesetzt aus der Scala
Litho: Lorenz & Zeller, Inning am Ammersee
Druck und Bindung: CPI books GmbH
Printed in the EU

Die Autorin und ihre Co-Autorin haben die Informationen in diesem Buch recherchiert und die Übungen nach bestem Wissen und Gewissen zusammengestellt. Sie übernehmen aber keine Garantie für ihr Funktionieren oder generelle Fehlerfreiheit. Eine Haftung ist darum ausgeschlossen.

Der Inhalt dieses Buches ersetzt keine Therapie, keine ärztliche Konsultation und keine Beratung durch Fachleute!

Das Ausführen der Übungen geschieht in jedem Fall auf eigene Gefahr. Menschen, die in ihrem Leben Opfer sexueller oder anderer körperlicher Übergriffe geworden sind, sollten bitte mit einer/ihrer Therapeutin oder einem/ihrem Therapeuten sprechen, ob sie die Übungen wie angegeben durcharbeiten können. Da Traumata sehr individuell und oft komplex sind, kann leider keine generelle Aussage getroffen werden, ob die Inhalte dieses Buches für alle diese Menschen geeignet sind.

Inhalte fremder Webseiten, auf die in diesem Buch (etwa durch Links) hingewiesen wird, machen sich weder Verlag noch Autorin bzw. Co-Autorin zu eigen. Eine Haftung übernehmen weder Verlag noch Autorin oder Co-Autorin. Die im Buch enthaltenen Interviews geben die Meinung der interviewten Personen wieder, nicht notwendigerweise die der Autorin oder Co-Autorin.

Zu meiner Haltung bezüglich der Sprache und den Beschreibungen in diesem Buch

Ich bin diversitätssensibel, das heißt, grundsätzlich respektiere und schätze ich alle Formen menschlichen Zusammenlebens und menschlicher Sexualität (vorausgesetzt, diese beruhen auf bewusstem Konsens). Außerdem ist es mir wichtig, dass jeder Mensch das Geschlecht leben darf, dem er – der Mensch – sich zugehörig fühlt, unabhängig von den biologischen Gegebenheiten.

Dieser Haltung habe ich mit der Sprache dieses Buches Rechnung zu tragen versucht, was nicht immer einfach war. Ich schließe nicht aus, dass es Stellen gibt, an denen es nicht gelungen ist oder auch gar nicht gelingen konnte, alle miteinzubeziehen. Solltest du eine Passage finden, die deiner Meinung nach nicht sensibel genug formuliert ist, freue ich mich, wenn du mir schreibst und mir einen Vorschlag machst, wie es zukünftig vielleicht besser gelingt.

Meine Überlegungen im Einzelnen:

Ich habe mich bewusst gegen Genderzeichen entschieden, weil zum Beispiel der Genderstern, der alle Geschlechter miteinbezieht, nicht barrierefrei ist – Lesehilfen von Menschen mit beeinträchtigtem Sehsinn können ihn nicht erkennen. Der Genderdoppelpunkt hingegen, der von diesen Lesehilfen erkannt wird, ist binär. Ich habe mich stattdessen bemüht, möglichst inkludierende Formulierungen zu finden.

Nichtsdestotrotz richtet sich dieses Buch vorwiegend an die Zielgruppe der Frauen – damit meine ich sowohl Menschen mit weiblichen Genitalien von Geburt an oder durch eine angleichende Operation, die sich mit diesem Geschlecht identifizieren als auch Menschen mit nicht weiblichen Genitalien, die sich als Frau identifizieren. Denn diese Gruppe – die der Frauen – ist diejenige, die meiner täglichen Erfahrung nach am meisten über Lustlosigkeit klagt und sich ihre Lust zurückwünscht. Und darum geht es in diesem Buch.

Trotzdem können das Buch auch alle anderen lesen! Die Übungen sind für Menschen mit weiblichen Genitalien beschrieben, aber es ist auch möglich, sie zu machen, wenn du einen Penis hast. Was du dabei beachten solltest, liest du unter Punkt 13 in den FAQ zum Lust-Micro-Training (LMT) in Kapitel 17.

Manchmal verwende ich die binären Begriffe »Männer« und »Frauen«. Damit meine ich dann ausdrücklich alle, die sich mit diesen Geschlechtern identifizieren. Die Begriffe verwende ich insbesondere dann, wenn ich zum Beispiel beobachtet habe, dass etwas besonders auf die genannte Gruppe – und keine andere(n) Gruppe(n) – zutrifft, etwa »besonders Männer« oder »vor allem Frauen«.

Von »Frauen« spreche ich auch, wenn es um biologische Gegebenheiten wie Hormonveränderungen in den Wechseljahren geht, die nur Menschen mit weiblichen Geschlechtsorganen betreffen. Ich nehme nämlich an, dass Menschen mit weiblichen Geschlechtsorganen, die sich *nicht* als Frau identifizieren, eher angleichende Hormone einnehmen und darum vermutlich nicht die beschriebenen Phänomene an sich beobachten. Falls ich jemanden unabsichtlich nicht berücksichtigt habe, bitte ich um Entschuldigung!

Aus praktischen Gründen sind einige der ergänzenden Übungen in Teil D für zwei Personen beschrieben. Das bedeutet aber nicht, dass sie nur für Personen in monogamen Paarbeziehungen geeignet sind. Falls du polyamor lebst, kannst diese Übungen mit jeder Person, mit der du eine Beziehung führst, separat durchführen.

An den Stellen, an denen es um Schwangerschaftsverhütung geht, spreche ich vor allem von Sexualität zwischen heterosexuellen Menschen, da es diese sind, für die Verhütung relevant ist.

In einem Kapitel und einigen anderen Stellen im Buch spreche ich von »Frauen, die ein Baby bekommen haben« beziehungsweise beschreibe ich diese Frauen als »Mütter«. Hier schließe ich ausdrücklich auch Transmenschen, die sich als Frau identifizieren und die mit dem oder den Menschen an ihrer Seite ein Baby bekommen oder adoptiert haben, mit ein. Mir ist bewusst, dass es auch Transmänner gibt, die sich zwar als Mann identifizieren, aber die weiblichen Geschlechtsorgane, mit denen sie geboren wurden, behalten und diese genutzt haben, um ihren Wunsch von Elternschaft umzusetzen. Ich bitte um Entschuldigung, dass ich diese Menschen nicht sprachlich berücksichtigt habe, aber dann wäre der Text vermutlich unlesbar geworden.

Wenn ich von »Schwangeren« spreche, meine ich logischerweise Menschen mit weiblichen Geschlechtsorganen, die aber nicht notwendigerweise in einer heterosexuellen und/oder monogamen Beziehung leben müssen.

Das sprachliche Einbeziehen von Menschen, die sich keinem Geschlecht zuordnen, also nicht-binär sind, ist vermutlich nicht durchgängig gelungen, schon allein, weil die deutsche Sprache hier entsprechende Pronomen und Artikel vermissen lässt und ich daher beispielsweise »der oder die Liebste« geschrieben habe. Dafür bitte ich um Nachsicht!

Dennoch habe ich versucht, vorwiegend neutrale Formulierungen wie »Menschen«, »Personen« und »Gegenüber« zu verwenden.

Auch die Verwendung des Personalpronomens »man« habe ich zu vermeiden versucht, da es etymologisch natürlich auf den Mann zurückgeht und damit andere ausschließt.

Die Aussagen meiner Interviewpartnerinnen und meines Interviewpartners habe ich so stehen gelassen, wie diese Personen sie gesagt haben, denn diese Menschen haben ihre eigene Einstellung und Sprache.

Inhalt

Vorspiel: Lust auf mehr Lust?

Lesezeit: 3 Minuten

Grüezi!

Dieses Buch heißt »Das Comeback deiner Lust«, und ich nehme an, dass du es in Händen hältst, weil du dir mehr Lust auf Sex in deinem Leben wünschst.

Wahrscheinlich hast du festgestellt, dass dir etwas fehlt. Etwas, was alle anderen zu haben scheinen, nur du nicht. Erfüllender Sex. Spektakulärer Sex. Sex, der dem Alltag ein Funkeln verleiht und dich von den Zehen bis zu den Haarspitzen glücklich macht.

Und die Lust darauf.

Dass »alle anderen« spektakulären Sex haben, ist natürlich Quatsch. In meiner Praxis höre ich stattdessen täglich, wie Menschen, vor allem Frauen, ihre Lust abhandengekommen ist. Sex ist im Laufe der Zeit weniger wichtig geworden, und er ist ein bisschen wie ein Gericht, das zu oft auf die gleiche Weise zubereitet wurde: Er macht nicht wirklich Lust auf mehr davon. Es wäre schön, wenn daraus wieder – oder erstmals – etwas wird, das nicht nur satt, sondern auch glücklich macht.

Und sie fragen mich, was sie da tun können.

Ob ich ein »Rezept« für mehr Lust habe.

Und – *Trommelwirbel* – tatsächlich: Ich habe eins!

Dafür bin ich ja unter anderem Sexualtherapeutin.

Ja, ich kenne fantastische Übungen, die die Voraussetzungen für mehr Spaß beim Sex schaffen – und mehr Spaß beim Sex macht mehr Lust auf Sex.

Einfache Übungen, die nachweislich funktionieren, weil sie die Erregungsfähigkeit enorm steigern. Wenn sie denn gemacht werden – und da kommen wir zum klitzekleinen, aber eigentlich riesengroßen Problem. Denn auch wenn sich die Leute mehr Lust wünschten, haben sie trotzdem die Übungen oft nicht oder nur halbherzig gemacht und irgendwann wieder aufgegeben. Habe ich dann nachgefragt, bekam ich zu hören: »Ach, das war mir zu mühsam.« Oder: »Mein Alltag ist schon so vollgestopft, dafür habe ich keine Zeit.« Oder: »Ich vergesse das immer.« Oder: »Ich komme mir dabei so komisch vor.«

Das war frustrierend. Für alle. Auch für mich.

Doch dann erfuhr ich von Micro Habits. Davon, wie sich ganz einfach und fast nebenbei neue Gewohnheiten etablieren lassen, wenn sie als ultrakurze Einheiten an bestehende Routinen angehängt werden. Ich las alles dazu, was ich finden konnte – und war begeistert.

Denn mir war sofort klar, dass sich das auch für die Übungen nutzen lässt. Das Wichtige bei deren Durchführung ist nämlich die Regelmäßigkeit, nicht die Länge. Um einen Effekt zu erzielen, der dem Sex wieder sein Funkeln und Glitzern zurückgibt, reichen schon ein paar Minuten täglich.

Das war die Geburtsstunde des Lust-Micro-Trainings (LMT), das ich dir mit diesem Buch präsentiere. Für seine Durchführung brauchst du nicht mehr als drei Minuten am Tag.

Drei Minuten, die sich geschmeidig in deinen Alltag einfügen.

Drei Minuten, die dir wieder Spaß am und Lust auf Sex bringen.

Einfach und unkompliziert.

Das willst du auch?

Das dachte ich mir.

Damit es auch wirklich ganz einfach für dich ist, habe ich mich auch bei den Texten in diesem Buch an das DreiminutenKonzept gehalten. Fürs Lesen brauchst du – mit wenigen Ausnahmen – nämlich auch nur jeweils drei Minuten. Genial, findest du nicht?

Wie dieses Buch aufgebaut ist und wie du es nutzt

Im ersten Teil erkläre ich dir – kurz und knapp – alles, was du über Sex, Lust und Erregung wissen solltest, damit du verstehst, wie später die Übungen aufgebaut sind und warum sie funktionieren.

Im zweiten Teil wartet der große Comeback-Test auf dich, mit dem du herausfindest, wo du sexuell stehst. Auf Basis des Ergebnisses gebe ich dir Empfehlungen, mit welchen Übungen des Lust-Micro-Trainings (LMT) du am besten beginnst.

Im dritten Teil erfährst du – ebenfalls in aller Kürze –, wie Micro Habits funktionieren und wie du die Übungen des Lust-Micro-Trainings (LMT) ganz einfach an bestehende Gewohnheiten anhängst.

Im vierten Teil geht's dann auch schon los mit den einfachen Basisübungen des LMT, die in die Bereiche A (Berührung), B (Bewegung) und C (Beckenboden) eingeteilt sind.

Im fünften Teil gehe ich schließlich noch auf bestimmte Lebenssituationen ein, in denen sich schneller als gewöhnlich Unlust einschleichen kann. Von bestimmten Zyklusphasen über langjährige Partnerschaften bis hin zu Zeiten hormonellen Umschwungs wie den Wechseljahren. Diese Texte kannst du lesen, wenn sie dich betreffen. (Sie sind aber auch interessant, wenn nicht – unter anderem, weil ich spannende Interviews mit Leuten geführt habe, die sich besonders gut auskennen.) In diesen Situationen können ergänzende Übungen sinnvoll sein, die du im Anschluss, in Übungsteil D, findest.

Das war es schon.

Viel Spaß – mehr Lust

Bevor du allerdings loslegst, möchte ich dir noch etwas Wichtiges sagen: Lust auf Sex zu haben, ist keine Pflicht! Du darfst keine Lust haben! Du darfst auch keinen Sex haben wollen! Es gibt Menschen, die leben vollkommen glücklich asexuell, und das ist absolut in Ordnung!

Ich sage das, damit du nicht aus den falschen Gründen mit dem Lust-Micro-Training anfängst. Denn dessen Erfolg basiert darauf, dass du dir selbst mehr Spaß am Sex und mehr Lust darauf wünschst.

Das wünschst du dir immer noch? Dann bleibt mir jetzt nur, dir von ganzem Herzen megaviel Spaß mit diesem Buch und den Übungen darin zu wünschen!

Alles Liebe

Dania Schiftan

Teil I

Über Lust. Sechs grundlegende Wahrheiten über Erregung, Lust und Liebe, die du vielleicht noch nicht kanntest

Du liest dieses Buch vermutlich, weil du dir mehr Lust auf Sex in deinem Leben wünschst.
Aber weißt du eigentlich ganz genau, was Lust ist? Wo sie herkommt? Was sie von Erregung unterscheidet? Wie Lust im Zusammenspiel von Körper und Gehirn entsteht? Was – und ob – Lust etwas mit Liebe zu tun hat, mit anderen Menschen, zum Beispiel dem, mit dem wir in einer Beziehung sind?
Wenn nicht, dann habe ich dir hier in aller Kürze zusammengestellt, was sich zu wissen lohnt, wenn du deine Lust neu entfachen möchtest.

1 Wahrheit Nummer 1: Lust hat kein Verfallsdatum

Lesezeit: 3 Minuten

Warst du schon mal verliebt? So richtig mit Schmetterlingen im Bauch? Als du an nichts anders denken konntest als an das Objekt deiner Begierde und – wahrscheinlich – davon geträumt hast, mit der Person deines Herzens nicht jugendfreie Dinge zu tun? Diese Tagträume haben dich – wahrscheinlich – so erregt, dass du Lust bekommen hast, all das tatsächlich umzusetzen. Ich schreibe »wahrscheinlich«, weil manche Menschen, häufig Frauen, sich verlieben, ohne dabei sexuelle Erregung zu empfinden (falls du zu ihnen gehörst, erfährst du im Blitzlicht der Wissenschaft in »Wahrheit Nummer 5«, was dahintersteckt).

In den meisten Fällen geht Verliebtheit allerdings mit viel Aufregung und dabei auch mit sexueller Erregung einher. Eine solche Erregung ist das Ergebnis einer körperlichen Reaktion. Oft, weil wir jemandem begegnet sind, der aus genetischer Perspektive eine gute Passung für uns wäre. Dann sind uns Moleküle in die Nase gestiegen, die uns signalisieren, dass ein gemeinsames Baby genetisch besonders vorteilhaft ausgestattet wäre. Amors Pfeil kann uns aber auch treffen, wenn wir uns plastisch genug vorstellen, dass jemand, den wir bisher vielleicht nur aus einem Chat und von Fotos kennen, der »Richtige« ist. Die Aufregung darüber kann zu einer dramatischen Reaktion in unserem Körper führen.

Hat es uns erwischt, macht uns der Neurotransmitter Noradrenalin Herzklopfen. Gleichzeitig werden high machende Endorphine en masse ausgeschüttet, die uns – im wahrsten Wortsinne – den Verstand rauben: Gehirnareale, die für kühles Urteilsvermögen zuständig sind, werden im akuten Zustand der Verliebtheit kurzerhand weitgehend abgeschaltet. Der Botenstoff Dopamin tritt jetzt in Aktion. Er wird oft als »Glückshormon« bezeichnet, löst aber selbst kein High aus, sondern treibt uns dazu, das, was uns den initialen Endorphin-Kick verschafft hat, zu wiederholen. Kurz: Wir bekommen jede Menge Lust. Zum Beispiel darauf, verliebte Nachrichten zu schreiben, uns in die Arme unseres Lovers zu werfen, zu knutschen oder auch: Sex zu haben. Da Dopamin der Gegenspieler des »Zufriedenheitshormons« Serotonin ist, sinkt gleichzeitig der Spiegel des Letzteren. Wir werden unzufrieden, nervös oder bekommen sogar Angstzustände. Das einzige Gegenmittel? Der Supermensch, in den wir uns verliebt haben. All das hat evolutionär nur ein Ziel: Wir sollen uns so bald wie möglich fortpflanzen und vorher nicht allzu genau darüber nachdenken, ob das eine so gute Idee ist.

Dieser umnebelte Zustand ist dauerhaft allerdings nicht durchhaltbar, weil wir dann zu nichts anderem mehr kämen: Wir vernachlässigten sträflich unseren Job oder unsere Ausbildung, weil uns das plötzlich schnuppe ist und wir uns sowieso nicht konzentrieren können. Wir kümmerten uns nicht mehr um unseren Freundeskreis oder um die Familie, bis wir eines Tages einsam und allein dastünden. Ganz wie »echte« Drogensüchtige. Aus dieser Perspektive ist es ein Segen, dass wir für die in unserem körpereigenen Labor hergestellten »Drogen« mehr und mehr abstumpfen.

Das führt dann auch dazu, dass wir nicht mehr gar so oft

den Drang verspüren, übereinander herzufallen. Es ist Zeit, Luft zu holen und andere Seiten am geliebten Menschen zu entdecken, damit aus Verliebtheit Liebe werden und die Beziehung in ruhigere Fahrwasser gleiten kann.

Leider setzt sich die Entwicklung zu weniger Sex in vielen Beziehungen fort. Eine Studie[1] zeigte, dass in den ersten sechs Jahren einer Beziehung die Lust aufeinander, die anfangs »von selbst« zu kommen scheint, kontinuierlich abnimmt, bis sie dann über Jahre hinweg auf einem niedrigen Niveau verharrt, bis sie eines Tages ganz verschwunden zu sein scheint. Erschwerend kommen häufig hormonelle Veränderungen hinzu. Bei Menschen mit weiblichen Sexualorganen sinken die Niveaus der Sexualhormone gewöhnlich bereits vor den Wechseljahren, oft schon ab Mitte dreißig. Bei Menschen mit Penis sinken die Testosteronspiegel ab etwa vierzig Jahren. Die Libido, also die Lust auf Sex, sinkt häufig mit. Sie verflüchtigt sich auch, wenn wir dauerhaft Stress haben, da das Stresshormon Cortisol aus den gleichen Hormonvorstufen wie die Sexualhormone hergestellt wird. Weil der Körper dem Cortisol dabei Vorrang einräumt, bleibt für die Sexualhormone dann häufig nicht mehr genug übrig.

Durch solche Einflüsse haben wir nicht nur seltener Sex. Wir tun auch sonst immer weniger von dem, was uns anfangs so viel Spaß gemacht hat: Wir küssen uns weniger, fassen uns seltener an und sind insgesamt weniger sinnlich miteinander. Oft auch mit uns selbst: Befeuert akute Verliebtheit auch die Lust auf Selbstbefriedigung, wenn unser Lieblingsmensch nicht verfügbar ist, masturbieren[2] viele Menschen seltener, wenn die Beziehung in die Jahre kommt oder sie schon länger solo sind.

Was ist eigentlich Sex?

Lesezeit: 30 Sekunden

Sex ist nicht nur Penetration, also vaginaler, oraler oder analer Geschlechtsverkehr, auch wenn das leider häufig so gesehen wird. Zum Sex gehört zum Beispiel auch die Selbstbefriedigung – und auch sämtliche sexuell motivierten freiwilligen Handlungen zwischen Menschen, die einander mindestens körperlich, oft aber auch gefühlsmäßig zugetan sind. Also auch die ganze Vielfalt der Küsse, von Zungenküssen über Küsse auf den Körper, sanftes oder forderndes Knabbern, Lecken oder Saugen. Außerdem zärtliche oder festere Berührungen und Streicheln verschiedenster Körperbereiche bis hin zu Petting. Und natürlich fallen darunter auch sexuelle Spielarten wie das Benutzen von Sexspielzeug, Rollenspiele, Sado-Maso, Fetischsex, virtueller Sex und was Menschen sonst noch alles aufregend erregend finden. Übrigens: Diese Definition schließt Konsens ein, also dass ***alle*** Beteiligten mit dem, was passiert, ausdrücklich einverstanden sind. Das bedeutet: Eine sexuelle Belästigung oder gar eine Vergewaltigung fallen definitiv ***nicht*** unter »Sex«!

Nun lautet die Preisfrage: Ist dieses Verschwinden der Lust unausweichlich? Schaukelt sie mit den äußeren Umständen auf und ab wie eine Nussschale auf hoher See – ohne eine Chance, sie willentlich zu beeinflussen?

Zum Glück lautet die Antwort auf diese Fragen: NEIN!

Denn Lust muss nicht von äußeren Umständen – wie dem Verlieben – abhängig sein. Wir können die »Nussschale«

nicht nur zu einer coolen Luxusjacht mit Tiefgang ausbauen, sondern auch mit ihr segeln und sie steuern lernen. Wie du – mit minimalem Aufwand durch gezielte Sensibilisierung – deine Lust von einer unzuverlässigen Mimose zu einer unerschöpflichen und jederzeit zugängigen Ressource verwandelst, zeige ich dir in diesem Buch. Dann können wir, egal, wie unsere Lebenssituation gerade aussieht, erregenden Spaß mit unserem Körper und anderen Menschen haben – und Lust darauf verspüren.

Blitzlicht der Wissenschaft: Auf der Suche nach menschlichen Pheromonen

Lesezeit: 1 Minute, 30 Sekunden

Es gibt viele Indizien, die darauf hindeuten, dass Pheromone im Lauf der menschlichen Evolution bei der Wahl des Sexualpartners oder der Sexualpartnerin einmal eine Rolle gespielt haben – und vielleicht noch spielen. Trotz intensiver Forschung konnte die Existenz menschlicher Pheromone allerdings bisher nicht bewiesen werden. Doch vielleicht ist das nur noch eine Frage der Zeit, denn 2015 erzielte ein Team um den bekannten Riechforscher Professor Hanns Hatt an der Ruhr-Universität Bochum hier einen Durchbruch.[3] Während viele Tiere Pheromone zur chemischen Kommunikation nutzen – Arten wie Mäuse haben Hunderte Pheromonrezeptoren –, gelten Menschen in dieser Hinsicht als unterentwickelt. Tiere nutzen zur Pheromonwahrnehmung das sogenannte Vomeronasalorgan. Auch wenn beim Menschen vor einiger Zeit ein solches Organ in der Nasenschleimhaut entdeckt wurde, schien es lange so, als handele es sich dabei um ein funktionslos gewordenes evolutionäres Überbleibsel.

Doch dann entdeckte Hatts Team einen Pheromonrezeptor in der menschlichen Riechschleimhaut, der durch den künstlichen Duftstoff Hedion aktiviert werden kann. Hedion hat eine dezente Jasmin-Magnolien-Note und wird in Parfüms verwendet.

Um die Wirkung von Hedion auf den Menschen weiter zu untersuchen, kooperierte das Bochumer Forschungsteam mit dem Universitätsklinikum Dresden. In Experimenten dort schnupperten Probanden entweder an Hedion oder in einer Vergleichsgruppe an einem Blütenduft. Mit Scans im Magnetresonanztomografen (MRT) wurde die Hirnaktivität der Probanden gemessen. Und siehe da: Hedion aktiviert spezifische Hirnareale im limbischen System, unserem »Gefühlszentrum«, deutlich stärker als der Kontrollduft. Zusätzlich wurde durch Hedion ein Bereich des Hypothalamus aktiviert, besonders stark bei Frauen. Diese Region regelt unter anderem die Ausschüttung der Sexualhormone.

Hatts Entdeckungen legen nahe, dass Hedion eine Pheromonwirkung beim Menschen haben könnte – vielleicht auch bei der Wahl des Sexualpartners oder der Sexualpartnerin. Seitdem untersuchen Forschende die physiologischen und psychologischen Auswirkungen dieser Aktivierung. Unterschiedliche Teams entdeckten etwa, dass Hedion in bestimmten Situationen reziprokes, also wechselseitiges Verhalten stimulieren[4] und subjektiv empfundenen Stress bei Frauen reduzieren kann. Außerdem wird nun nach ähnlichen Geruchsmolekülen in menschlichen Körpersekreten gesucht, die auf denselben Rezeptor wirken könnten. Dies könnte beweisen, dass Menschen tatsächlich diese Form der chemischen Kommunikation nutzen – etwas, was spätestens seit der spektakulären T-Shirt-Studie aus dem Jahr 1995 im Raum steht, mit der der Schweizer Biologe Claus Wedekind international bekannt wurde (mehr zu dieser spannenden Studie liest du im »Blitzlicht der Wissenschaft« im Kapitel 39 »Seit ich die Pille abgesetzt habe«). Eines ist bei alledem aber auch klar: Um Erregung und Lust zu verspüren, bedarf es ohnehin keiner Pheromone, das funktioniert auch ausgezeichnet ohne diese.

2 Wahrheit Nummer 2: Lust muss nicht von anderen abhängen

Lesezeit: 3 Minuten

Jeder Mensch, mit dem du Sex hast, hat einen Einfluss auf dein Erleben dabei. Wenn ihr euch verliebt, steigen dir beispielsweise – siehe Wahrheit Nummer 1 – von deinem Gegenüber ausgehende Geruchsmoleküle (und vielleicht auch Pheromone, siehe das »Blitzlicht der Wissenschaft« in »Wahrheit Nummer 1«) in die Nase, die dich vielleicht ganz wuschig machen. Das ist ganz klar ein äußerer Einfluss auf deine Erregung und deine Lust.

Solche Einflüsse gibt es eine ganze Menge. Zum Beispiel gibt es Leute, die das sind, was als »gut im Bett« bezeichnet wird. Die genauer erspüren, was ihr Gegenüber erregt. Die ausdauernder oder gelenkiger sind. Und es gibt andere, die vielleicht noch unerfahren oder zu schüchtern sind, um dorthin zu fassen, wo es sich für viele erregend anfühlt. Oder es gibt die, die bereits zum Höhepunkt kommen, wenn andere gerade mal anfangen warmzulaufen. Hinzu kommt: Kein Penis und kein Hodensack sieht aus und fühlt sich an wie der andere, und auch jede Vulva und Vagina ist einzigartig. Da kann es vorkommen, dass manche Körper besser oder schlechter miteinander funktionieren. Vielleicht drückt Tobis Peniskrümmung in Tinas Vagina zufällig genau da, wo es sie erregt – was bei Lea leider nicht klappt. Zusätzlich haben die meisten sich über die Zeit einen bestimmten (veränderbaren) Erregungsmodus angeeignet (mehr dazu liest du im zweiten Teil des Buches ab Kapitel 7), der beeinflusst, wie wir am ehesten spürbare sexuelle Erregung entwickeln. Bei manchen passiert das, wenn sie sich stark anspannen, bei anderen, wenn sie ihre Genitalien an etwas reiben, wieder andere benötigen sinnliche Berührungen am ganzen Körper. Bestimmte Erregungstypen sind dabei besser miteinander kompatibel als andere, weil sie sich ähnlicher sind.

Natürlich gibt es noch mehr Einflüsse. Optische zum Beispiel. Sieht jemand (für dich) aus wie der *Sexiest Human Alive,* kann das deine Lust auf Sex mit dieser Person anfachen. Denn wir reagieren alle auf bestimmte Muster, die uns antörnen, sogenannte Anziehungscodes (siehe Kasten). Die können visuell sein, aber auch andere Eigenschaften betreffen. Manche fahren zum Beispiel auf eine sexy Stimme ab. Andere finden es erregend, wenn jemand schlau ist. Und bekanntlich können auch Status, Erfolg, Geld, Coolness oder Mut Einfluss auf die sexuelle Lust haben – sonst gäbe es weder Groupies noch Märchen mit Drachen jagenden Prinzen noch Klatschzeitschriften.

Was sind Anziehungscodes?

Lesezeit: 30 Sekunden

Anziehungscodes sind Reize, die uns oft (oder besonders) sexuell erregen. Wenn du sagst: »Typen mit Tattoos machen mich ganz wild«, dann beschreibst du einen Anziehungscode von dir. Das bedeutet aber nicht, dass du nur jemanden attraktiv finden kannst, der alle deine dir bekannten Anziehungscodes erfüllt! Es kommt häufig vor, dass Menschen sagen »Er/Sie ist eigentlich gar nicht mein Beuteschema, aber ich finde ihn/sie trotzdem sexy, weil er/sie mich zum Lachen bringt/großartig küssen kann/etc.« Nicht selten entdecken wir nämlich neue Anziehungscodes, die wir bisher noch gar nicht auf dem Radar hatten. Anziehungscodes können auch mit der Zeit durch Gewöhnung ihre Wirkung verlieren. Oder sie werden unwichtig, weil wir – zum Beispiel mithilfe dieses Buches – herausfinden, dass wir auch dann miteinander Spaß haben können, wenn unsere Raster nicht oder nicht mehr bedient werden.

Lässt uns unser Gegenüber erotisch gesehen kalt, ist auch das eine Art Einfluss. Sind wir mit dieser Person zufällig in einer Liebesbeziehung, ist das in der Regel ein störender. Denn die meisten Menschen finden, dass befriedigender Sex miteinander »nun mal dazugehört«. Da ist Lust aufeinander natürlich hilfreich. Und da die Leidenschaft am Anfang meist da war und wir bei uns selbst außer der Lustlosigkeit keine Veränderung bemerken, wird der Grund oft beim Gegenüber gesucht. Darum höre ich in meiner Praxis ständig Sätze mit »zu«: Ich habe keine Lust (mehr), weil er oder sie zu langweilig, zu uninteressiert, zu schnell fertig, zu passiv, zu grob, zu zaghaft, zu ungeduldig, zu fordernd, zu unattraktiv, zu nett, zu alt, zu fantasielos ist. Oder – häufiger – ein »zu irgendwas« mit der Zeit geworden ist.

Der Trugschluss, der daraus oft gezogen wird: Ändert sich die andere Person, ist das eigene Lust-Problem gelöst. Umgekehrt nehmen viele an, dass es an ihnen liegt, wenn ihr Herzensmensch keine Lust mehr hat. Wenn sie nur aufhören »zu irgendwas« zu sein, dann ist alles wieder gut! Es gibt Menschen, die alles daransetzen, ihren Schatz dazu zu bringen, sich beim Schönheitschirurgen runderneuern zu lassen. Die versuchen, ihn ins Fitnesscenter zu schicken oder sich bei Weight Watchers einzuschreiben, damit die bisherigen Anziehungscodes wieder ihr Werk tun können. Und es gibt andere, die von sich aus versuchen, sich an partnerliche Vorlieben anzupassen, in der Hoffnung, abgeflautes Interesse neu zu wecken.

Viele Menschen zweifeln zudem an der Qualität ihrer Beziehung: Wenn sie sich wirklich lieben würden, wäre die Lust dann nicht noch da? (Die Antwort auf diese Frage liest du in Wahrheit Nummer 4.) Andere finden sich damit ab, dass ihre Lust von dem Menschen an ihrer Seite nicht mehr angefacht wird, weil sie überzeugt davon sind, dass Lust ohne ihr Zutun kommt oder geht. Manchmal haben diese Leute dann gar keinen Sex mehr miteinander – oder keinen Spaß mehr dabei. Oder sie sind immer auf Hilfsmittel angewiesen, die ihnen einen Kick geben, etwa Pornos oder Sexspielzeug. Oder sie beginnen eine Affäre. Oder sie trennen sich und suchen sich eine neue Beziehung, in der alles wieder aufregend ist.

All diese Menschen sind, um sexuell Spaß zu haben, davon abhängig, dass etwas von außen ihre Erregungsschwelle senkt – zum Beispiel das Hormonfeuerwerk akuter Verliebtheit oder die prickelnde Aufregung einer Affäre – oder dass jemand (oder etwas, wie ein Porno oder ein Vibrator) zielgenau ihre Anziehungscodes bedient.

Dabei geht es – wie gesagt – auch viel einfacher!

Deine Lust kann völlig unabhängig von anderen Menschen und äußeren Umständen sein. Das hat mit dem fantastischen Faktum zu tun, dass sie allein in dir, in einem Wechselspiel deines Körpers und deines Gehirns entsteht und nirgendwo anders. Du kannst sie darum auch ganz allein wecken und, ja, trainieren.

Wenn du dann beim Sex mit anderen noch das einbringst,

was ich »gesunder Egoismus« nenne (siehe auch Kapitel 44 »Ich lebe in einer langjährigen Partnerschaft«) und dir das, was dir Spaß macht, beim Sex mit anderen selbstbewusst holst (natürlich ohne etwas zu tun, womit die andere Person nicht einverstanden ist), kennst du das »Geheimrezept« für wunderbaren Sex. Du bist dann nicht mehr darauf angewiesen, dass andere für erfüllenden und befriedigenden Sex bei dir die richtigen Knöpfe drücken. Dadurch kannst du allein oder mit deinem, deiner oder deinen Liebsten viel mehr Spaß haben – wann immer du möchtest.

3 Wahrheit Nummer 3: Lust hat nichts mit Liebe zu tun

Lesezeit: 2 Minuten, 10 Sekunden

Moment mal, sagst du jetzt vielleicht: Hat Dania nicht eben erzählt, dass wir oft besonders viel Lust aufeinander bekommen, wenn wir verliebt sind? Weil unser Körper jede Menge Hormone ausschüttet, die die Erregungsschwelle heruntersetzen und uns Lust auf das Objekt unserer Begierde machen?

Das stimmt.

Aber Verliebtheit ist nicht gleich Liebe.

Spätestens nach zwei Jahren – oft schon viel früher – flaut die Verliebtheit ab, ob wir wollen oder nicht. Hat uns zunächst das Dopamin immer wieder dazu animiert, uns aufeinander zu stürzen, erobert sich jetzt der als »Zufriedenheitshormon« bekannte Neurotransmitter Serotonin nach und nach seinen Platz im Gehirn zurück. Du erinnerst dich: Serotonin ist der Gegenspieler von Dopamin. So landet die Beziehung peu à peu in ruhigeren Fahrwassern, unser Leben kreist nicht mehr allein um unseren Schatz, und wir können wieder klare Gedanken fassen.

Neben Serotonin spielt nun ein weiteres Hormon die Hauptrolle: Oxytocin, auch als Bindungshormon oder Kuschelhormon bekannt. Oxytocin wird im Moment des Orgasmus ausgeschüttet, aber auch jedes Mal bei zärtlichem Hautkontakt und liebevollem Streicheln. Es lässt uns entspannen und befördert das Gefühl von Zugehörigkeit.

Die Veränderungen bedeuten leider auch: Der sexuelle Drang wird weniger. Jetzt wird sichtbar, ob wir tatsächlich zusammenpassen und im Alltag miteinander funktionieren. Während uns nämlich zuvor die Verliebtheitshormone den Kopf vernebelt haben, sehen wir nun die andere Person immer mehr so, wie sie tatsächlich ist. Es ist im wahrsten Sinne eine *Ent*täuschung: Wir werden nicht mehr getäuscht von unserer eigenen Einbildung. Und wir nehmen unser Gegenüber hoffentlich auch so an. Die Liebe, wahre Zuneigung zum Wesen und Charakter eines Menschen kann also jetzt erst richtig wachsen.

Schon daran siehst du, dass Lust und Liebe ursächlich nichts miteinander zu tun haben. Trotzdem zweifeln viele Menschen an ihrer Beziehung, wenn die Lust aufeinander stark abnimmt oder ausbleibt. Es fühlt sich dann so an, als ob das Herz zwar »Ja« sagt, aber der Körper schweigt. Viele finden sich damit ab, keinen Sex mehr zusammen zu haben. Oder sie trennen sich sogar. Dabei hat Liebe mit Erregung und Lust nichts zu tun, Beziehungsfähigkeit und Erregungsfähigkeit sind zwei verschiedene Paar Schuhe.

Das heißt, Liebe macht nicht zwangsläufig Lust, und Lust macht nicht zwangsläufig Liebe. Anders gesagt: Nur weil mich der Gedanke an meinen Partner oder meine Partnerin nicht (mehr) erregt, bedeutet das nicht, dass etwas mit der Beziehung nicht stimmt. Umgekehrt gibt es Menschen, die zwar wunderbar miteinander im Bett funktionieren, aber sich nicht lieben.

Und dann gibt es noch die Menschen, die sich lieben und die auch nach vielen Jahren noch gern miteinander ins Bett gehen und den Sex miteinander genießen. Oder diejenigen, die sich nach einer Zeit der Flaute ihre Lust am Sex miteinander zurückerobert haben. Diese Menschen haben die Geheimnisse einer dauerhaft erfüllenden Sexualität entdeckt. Dazu gehört, dass sich Erregbarkeit mit ganz wenig Zeitaufwand jederzeit wieder steigern lässt, so, wie ich es dir in diesem und meinem Lust-Micro-Training (LMT) zeige. So macht der Sex wieder Spaß, alle profitieren davon, er wird zur Ressource. Die Lust darauf kommt zurück.

Ich verspreche nicht zu viel, wenn ich sage: Die Erregbarkeit lässt sich dabei wirklich erheblich steigern, und zwar nicht nur zurück auf ein früheres Niveau, sondern du kannst noch deutlich mehr erreichen. Wenn dich zum Beispiel der Penis deines Partners in der Vagina bisher nie erregen konnte und du das gerne ändern möchtest, kannst du deinen Körper so sensibilisieren und zu bewegen lernen, dass sie wesentlich erregbarer wird.[5]

Blitzlicht der Wissenschaft: Sexuelle Langeweile in Langzeitbeziehungen hat einen Namen – Coolidge-Effekt

Lesezeit: 1 Minute, 10 Sekunden

Calvin Coolidge war von 1923 bis 1929 Präsident der USA. Über ihn wird gern folgende Anekdote erzählt:

Präsident Coolidge besuchte gemeinsam mit seiner Frau Grace eine Hühnerfarm. Der Bauer deutete auf seinen Hahn und merkte an, dass dieser bis zu zwölfmal am Tag ein Huhn begatten könne. Grace Coolidge soll daraufhin etwas spitz gesagt haben: »Sagen Sie das bitte mal meinem Mann.« Worauf der Präsident den Farmer fragte: »Besteigt der Hahn denn jedes Mal dieselbe Henne?« Der Mann antwortete: »Nein, er hat eine ganze Hühnerschar.« Darauf der Präsident: »Bitte sagen Sie das mal meiner Frau!«

Als Wissenschaftler in den Fünfzigerjahren des vorigen Jahrhunderts im Tierversuch mit männlichen Ratten feststellten, dass auch die Lust männlicher Ratten von einer neuen Partnerin erheblich angefacht wurde[6], erinnerten sie sich an die alte Hühnerfarm-Geschichte und verpassten nachlassender sexueller Lust in einer monogamen Beziehung den Namen des Präsidenten: Coolidge-Effekt. Später wurde der Effekt auch bei weiblichen Hamstern beobachtet.[7] 2015 wiesen Forschende außerdem nach, dass neue Sexualpartnerinnen vermutlich auch einen positiven Einfluss auf die Spermienqualität haben. In einem Experiment zeigten sie Männern zunächst über einen gewissen Zeitraum Pornos mit immer der gleichen Darstellerin und untersuchten das Ejakulat. Als zu einem späteren Zeitpunkt eine neue Darstellerin auftauchte, ejakulierten die Probanden im Vergleich mehr, und die Spermien waren beweglicher.[8] Der Grund für den Coolidge-Effekt liegt wieder beim Botenstoff Dopamin, denn Sex mit einem neuen Sexualpartner oder einer neuen Sexualpartnerin sorgt (wie du bereits in »Wahrheit Nummer 3« erfahren hast) in der Regel für besonders viel Dopamin – und damit für Lust. Mit der Zeit ist der oder die andere allerdings kein Novum mehr, die Ausschüttung flaut ab.

Das bedeutet allerdings zum Glück nicht, dass wir dem Coolidge-Effekt hilflos ausgeliefert sind und nur die Wahl zwischen Fremdgehen, serieller Monogamie, Polyamorie oder sexueller Langeweile haben. Die Dopaminausschüttung – und damit die Lust – kann nämlich auch auf anderem Wege als mit neuen Sexualpartnern und -partnerinnen wieder angekurbelt werden, wie wir noch sehen werden.

4 Wahrheit Nummer 4: Lust ist mehr als Erregung

Lesezeit: 3 Minuten

Kennst du den Unterschied zwischen Erregung und Lust? Viele Menschen halten beide für dasselbe, wohl weil sie oft als Dream-Team Hand in Hand gehen. Dabei gibt es hier wichtige Unterschiede. Ein Verständnis dafür ist bei deinem Vorhaben, mehr Lust ins Leben zu holen, hilfreich – weil du dann weißt, wo die »Stellschrauben« sitzen.

Alles beginnt mit den Sinneszellen. Sie sind die Schnittstellen, mit denen wir mit der Außenwelt in Verbindung stehen. An ihren Rezeptoren kommen Eindrücke an, ob das nun zum Beispiel Lichtimpulse auf den Sinneszellen der Netzhaut sind, Geruchsmoleküle, die auf die Sinneszellen der Geruchsschleimhaut treffen, oder Reize auf der Haut sind, weil uns jemand die Hand auf den Arm legt. Diese Reize werden dann über die synaptischen Verbindungen der Nervenbahnen weitergeleitet.

Zum Rückenmark, das daraufhin – falls erforderlich – blitzschnelle Muskelreflexe auslöst, etwa das Zurückziehen der Hand, wenn du einer Kerzenflamme zu nahe kommst. Oder sie flitzen zum Gehirn, das die Sinnesreize interpretiert. Diese Interpretation kann dazu führen, dass die Reize stumm geschaltet werden, weil dein Gehirn sie als irrelevant einstuft. Zum Beispiel nimmst du im Alltag den Druck deiner Kleidung auf der Haut nicht wahr, weil er keine Reaktion erfordert. Erst, wenn du dich darauf fokussierst, kannst du das Shirt auf der Haut spüren. Solche Filter sind wichtig, weil sie dich davor bewahren, von der Vielzahl der Eindrücke, die nonstop auf dich einwirken, überwältigt zu werden.

Dann gibt es Reize, die dir sehr wohl zu Bewusstsein kommen. Nehmen wir an, du fährst Achterbahn und spürst in den Loopings das bekannte aufregende Kribbeln im Bauch. Dann hat dein Gehirn die Sinneseindrücke als relevant eingestuft und Adrenalin ausgeschüttet, das deinen Körper in Alarmbereitschaft versetzt – schließlich ist ein plötzlicher Richtungswechsel deines Körpers nach unten im Normalfall (wenn du also nicht sicher festgeschnallt in der Achterbahn sitzt) ein Zeichen, dass du fällst und dich tunlichst irgendwo festhalten solltest.

Heißt: Dass du das Kribbeln im Bauch überhaupt bemerkst, ist bereits das Ergebnis einer Interpretation der Sinnesreize durch dein Gehirn. Diese lässt sich als Erregung bezeichnen, wenn auch – zunächst – nicht notwendigerweise als sexuelle Erregung (allerdings lässt sich intensive körperliche Erregung oft in sexuelle Erregung »ummünzen« – siehe Kasten).

Erregung ist also eine Stufe weiter als die reinen Reizeindrücke. Sie ist eine Voraussetzung für Lust – aber sie ist nicht dasselbe.

Lust kann im nächsten Schritt entstehen: Wenn dir das Kribbeln im Bauch gefallen hat, möchtest du es wiederholen. Du bekommst Lust, noch einmal Achterbahn zu fahren.

Hier kommt wieder Dopamin ins Spiel. Es wird, wie schon gesagt, oft als »Glückshormon« bezeichnet. Das ist aber nicht ganz korrekt, weil Dopamin selbst kein High auslöst. Es ist eher der Wecker, der uns daran erinnert, das zu tun, was uns gefällt. Dopamin wird nicht nur ausgeschüttet, wenn sich etwas gut anfühlt, sondern es wird bereits vorher freigesetzt:

Wenn wir *erwarten*, dass sich etwas gut anfühlen *wird*. Etwas, das wir deswegen haben möchten. Kurz: Dopamin löst ein »Habenwollen«, also Vorfreude aus.

Wie der Dopaminkick bei Insta, TikTok & Co. deiner Lust schaden kann

Lesezeit: 45 Sekunden

Du kennst das sicher: Wenn du einmal angefangen hast mit dem Scrollen, ist es schwer aufzuhören. Plötzlich ist eine ganze Stunde oder mehr vergangen. Der Grund dafür ist Dopamin, denn der Botenstoff bringt uns dazu, auch noch das nächste Reel anzuklicken – in der Erwartung, dass es genauso lustig oder spannend ist wie das vorherige. So werden soziale Medien zum Zeitfresser, aber sie machen noch etwas: Sie überdosieren uns mit Dopamin. Mit der Zeit sinkt dadurch unsere Empfindlichkeit für den Botenstoff. Es sind immer größere Kicks nötig, damit er noch wirkt. Auf diese Weise können soziale Medien indirekt auch unserem Antrieb in anderen Lebensbereichen, darunter auch unserer Lust auf Sex schaden, denn auch um hier Vorfreude zu entwickeln, sind wir auf Dopamin angewiesen. Digital Detox ist darum auch für deine Beziehung eine gute Idee. Allerdings geht es dabei darum, den Konsum dauerhaft zu kontrollieren, indem du zum Beispiel deine Geräte so einstellst, dass du nur zu bestimmten Zeiten Social Media nutzt.[9] Übrigens trägt auch übermäßiger Pornokonsum dazu bei, dass wir abstumpfen und immer stärkere Kicks brauchen.

Es gibt allerdings auch Menschen, die finden Achterbahnfahren blöd – vielleicht, weil ihnen dabei übel wird oder weil die Angst dabei zu groß ist. Außerdem gibt es Leute, denen das Achterbahn-Kribbeln nichts gibt, vielleicht weil sie Autorennen fahren oder Bungee springen und stärkeren Nervenkitzel kennen. Wird das Kribbeln aber nicht positiv bewertet, wird es auch nicht mit Dopamin markiert. Es entsteht keine Lust darauf, das Erlebte zu wiederholen.

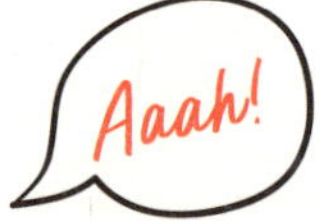

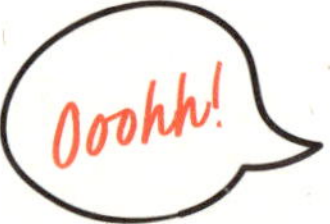

Damit du also Lust – Vorfreude auf ein antizipiertes Ergebnis – bekommen kannst, brauchst du erstens Erregung, und zweitens musst du sie positiv bewerten.

Damit du Lust auf Sex bekommst, muss sich also der Sex für dich schön anfühlen. Er muss Spaß machen. Tut er das nicht (mehr), bleibt das Dopamin aus und damit deine Motivation. Das muss nicht jede Form des Sex betreffen. In meiner Praxis gibt es etwa häufig Menschen, die sich zwar gerne selbst befriedigen, aber die Lust auf Sex mit dem Menschen an ihrer Seite ist ihnen abhandengekommen.

Ein häufiger Grund: Fällt der hormonelle Überschwang der Verliebtheit weg, wird es beim gemeinsamen Sex oft schwieriger, in einen Zustand der sexuellen Erregung zu kommen. Klappt das häufiger nicht, wird der Sex nicht mehr als beglückend, sondern als mühsam oder peinlich abgespeichert. Das Dopamin macht sich vom Acker, die Lust ist futsch. (Näheres dazu im nächsten Kapitel.)

Die Lust auf gemeinsamen Sex kann auch schwinden, wenn das, was wir dabei suchen, die Erfüllung eines anderen Bedürfnisses als sexuelle Erregung ist – und dieses Bedürfnis nun anderswo erfüllt wird. Zum Beispiel, wenn wir das Gefühl von Nähe und genussvollem Kuscheln suchen – und dann dieses (im Grunde nicht sexuelle) Bedürfnis gestillt wird, weil wir ein Baby bekommen haben, mit dem wir knuddeln. Oder ein knuffiges Haustier wichtiger wird.

Die Lösung ist natürlich keineswegs, weniger mit Kind, Katze oder Hund zu kuscheln. Stattdessen gilt es in allen Fällen, neue Potenziale zu entfalten, die den gemeinsamen Sex (wieder) zu einer zuverlässigen beglückenden Erfahrung machen – denn dann kommt auch das Dopamin und damit die Lust zurück.

Blitzlicht der Wissenschaft: Wenn aus Aufregung Anziehung wird

Lesezeit: 1 Minute

In den Siebzigerjahren sorgte ein Experiment[10] zweier Psychologen in Kanada für Furore. Donald Dutton und Arthur Aron ließen männliche Versuchsteilnehmer über eine von zwei Brücken gehen. Die eine Brücke war eine 1,50 Meter schmale Hängebrücke in luftiger Höhe, die im Sturm hin und her schwankte. Die andere Brücke war eine stabile breite Brücke, die in geringer Höhe über einen Fluss führte. Jeweils in der Mitte der Brücke wartete auf die Probanden eine junge attraktive Mitarbeiterin des Versuchsteams, die mit dem jeweiligen Mann einen Fragebogen ausfüllte und ihm ihre persönliche Telefonnummer gab, mit dem Hinweis, er könne sich melden, falls er noch Fragen habe. Aus der Gruppe der Männer, die über die solide Brücke gegangen waren, meldete sich niemand bei der jungen Frau. Aber aus der anderen Gruppe riefen sehr viele Männer die Mitarbeiterin an.

Was war passiert?

Das Gehirn der Männer auf der schwankenden Hängebrücke deutete die Situation als bedrohlich: Adrenalin wurde ausgeschüttet. Adrenalin ist eng mit den Hormonen Dopamin und Noradrenalin verwandt, die auch beim Verlieben eine große Rolle spielen (siehe Kapitel eins »Wahrheit Nummer 1: Lust kennt kein Verfallsdatum«). Die durch die vermeintliche Bedrohung hervorgerufene Erregung wurde nun von den Probanden mit der jungen Frau verknüpft. Sie waren auf dem besten Weg, sich in sie zu verlieben. Die zunächst rein körperliche Auf- und Erregung war in sexuelle Erregung und Anziehung umgewandelt worden.

Dieses Prinzip funktioniert auch bei ersten Dates – genauso wie bei in die Jahre gekommenen Beziehungen: Wenn ihr zusammen etwas unternehmt, was die Adrenalinausschüttung anregt – eine Achterbahnfahrt, Rafting, Bungeespringen, Kartfahren, Klettern –, wird aus der wohligen Aufregung häufig sexuelle Erregung und daraus Lust aufs Gegenüber.

5 Wahrheit Nummer 5: Erregbarkeit ist trainierbar – und bereitet den Boden für Lust

Lesezeit: 3 Minuten

Du kennst bestimmt diese Vorher-Nachher-Geschichten in den sozialen Medien, in denen Menschen mit Fitnesstraining begonnen und ihren Körper in ein paar Monaten komplett verwandelt haben. Schmächtige Jungs werden zu v-förmigen Hulks. Frauen, die zunächst eigentlich nur den Schwangerschaftsspeck loswerden wollten, trainieren weiter und treten auf einmal bei Bodybuilding-Wettbewerben an. Plötzlich sind überall Muskeln zu sehen, und wenn die Betreffenden vorher bei zwei Liegestützen zusammengebrochen sind, halten sie jetzt fünfzig oder mehr durch.

Faszinierend, oder?

Keine Sorge, ich möchte dir nicht ans Herz legen, mit Bodybuilding anzufangen oder Speck loswerden zu müssen, ich persönlich finde das nicht sonderlich erstrebenswert, obwohl Bewegung auch für die Lust eine sehr gute Idee ist (mehr dazu im Teil B des Trainings ab Kapitel 22). Aber diese Geschichten zeigen gut ein Prinzip, das auch für die Lust gilt: Nicht nur Muskeln lassen sich mit Training beeinflussen, auch deine Erregbarkeit.

Doch der Reihe nach: Zunächst einmal gibt es bestimmte Körperzonen, die von vornherein »lustempfindlicher« sind als andere. Das sind etwa die Klitoris, die Brustwarzen, die Zunge, die Lippen, die Peniseichel und die Fingerspitzen. Hier sitzen mehr Sinnesrezeptoren als an anderen Körperstellen. Mit ihnen nehmen wir Sinneseindrücke auf. Ähnlich wie die Zahl deiner Muskeln lebenslang gleich bleibt, ändert sich die Zahl dieser Rezeptoren im Laufe des Lebens nicht mehr.

Dafür gibt es etwas anderes, was sich ändern kann.

Nämlich die synaptischen Verbindungen, die Eindrücke von den Rezeptoren über das Nervensystem weiterleiten und von denen wir im vorigen Abschnitt schon gesprochen haben.

Solche Synapsen können sich immer wieder neu bilden und neue Verbindungen zu weiteren Nervenzellen eingehen und damit die Informationswege verstärken. Das geschieht automatisch, wenn bestimmte Bereiche des Körpers mehr genutzt – oder auch berührt – werden. Du kannst dir das vorstellen wie ein Seil, das zunächst dünn ist, aber mit jeder Nutzung wird ein weiterer Strang dazugeflochten. Da dadurch mehr Informationen im Gehirn ankommen, wird auch dort das für den Bereich zuständige Areal ebenfalls ausgeweitet und kann ankommende Reize besser und schneller verarbeiten.

Auf diese Weise werden diese Bereiche sensibilisiert. Sie werden empfänglicher für Berührung: Du fühlst an diesen Stellen mehr und differenzierter. Nehmen wir beispielsweise einmal an, du und andere Menschen berühren dich bisher immer vorwiegend am äußeren, sichtbaren Teil der Klitoris, dem Klitoriskopf – oder auch: der Klitoriseichel –, um Erregung auszulösen. Dann ist zwar dieser Teil der Klitoris »gut vernetzt«, aber die Nervenbahnen, die von den Sinnesrezeptoren an den weiteren Bereichen deiner Vulva ausgehen, sind noch dünne Seilchen. Wenn du nun aber gezielt beginnst, deine Vulva täglich zu streicheln und zu massieren, werden die Seilchen schnell zu dicken Tauen. Das gilt aber nicht nur für die Genitalien oder die Bereiche drum herum. Auf diese

Weise kannst du *alle* Körperbereiche stärker sensibilisieren, vom Augenbrauenbogen bis zum dicken Zeh, ob du es glaubst oder nicht.

Ein häufiger Grund, keinen Sex zu haben, ist, dass das Ganze irgendwie anstrengend ist. Weil es lange dauert, »auf Touren« zu kommen, oder die Erregung sich bei der kleinsten Ablenkung wieder verflüchtigt. Bist du aber in vielen Körperzonen sensibilisiert und dadurch vielfältig und leicht erregbar, passiert so etwas deutlich seltener. Wie du schon gelesen hast, ist Erregbarkeit zwar noch keine Lust, aber wenn du erregbarer bist, ist es ganz easy, beim Sex schnell und zuverlässig in die Spaßzone zu kommen.

So wird Sex (wieder) von einer Belastung zu dem Vergnügen, das er sein sollte. Dies wiederum führt dazu, dass unser Gehirn Dopamin ausschüttet, damit wir diese tolle Sache möglichst bald wiederholen. Voilà: Die Lust ist wieder da.

Das ökonomische Modell der Lust

Lesezeit: 60 Sekunden

Ob du Lust auf Sex entwickelst, hat auch mit einer simplen Kosten-Nutzen-Bilanz zu tun, die der Erbsenzähler in deinem Kopf – dein Gehirn – ungefragt aufstellt. Dein Aufwand, erregt zu werden und die Erregung zu halten, ist die eine Seite der Bilanz, die Soll-Seite. Dein sexuelles Erleben steht auf der anderen, der Haben-Seite – also Genuss und Spaß, vielleicht ein Orgasmus. Damit du Lust auf mehr Sex entwickeln kannst, müssen beide Seiten in einem vernünftigen Verhältnis zueinander stehen. Brauchst du aber nun zum Beispiel viel spezifische Vorbereitung und Konzentration, um deine Erregung zu erlangen und aufrechtzuerhalten, weil du zum Beispiel ständig aktiv Störgeräusche oder Gedanken ausblenden musst, sind deine Kosten hoch. Empfindest du den Sex anschließend als nur so la-la oder gar als peinlich oder enttäuschend, ist die Haben-Seite entsprechend wenig gefüllt. Du »zahlst« viel, bekommst dafür aber wenig. Das fast zwangsläufige Ergebnis: Die Motivation, Sex zu haben, wird deutlich kleiner oder verschwindet. Diese Kosten-Nutzen-Bilanz kannst du aber zugunsten der Lust verschieben. Wie? Indem du deine Erregungsfähigkeit steigerst! Dann sinkt dein Aufwand – deine Kosten –, und du wirst unabhängiger von Störeinflüssen. Gleichzeitig steigt deine Chance, Spaß zu haben, die Haben-Seite wird viel leichter gefüllt. Kurz: Du investierst wenig, bekommst aber viel. Der Sex »lohnt sich« für dich – und du bekommst Lust drauf.

Wenn du an vielen Stellen erregbar bist, hast du also jede Menge »Lustknöpfe«. Und je regelmäßiger die Knöpfe »gedrückt« (oder gestreichelt oder gerieben oder massiert) werden, umso besser funktionieren sie. Umgekehrt gilt leider auch hier der alte Spruch: Use it or lose it! Hörst du auf, deinen Körper zu berühren, werden die synaptischen Verbindungen wieder schwächer. Zum Glück lässt sich das stoppen, indem du ganz einfach wieder anfängst mit dem Training.

Übertragen auf ein Gemüsebeet im Garten bedeutet das: Du säst das, was du haben möchtest, und je besser du es hegst und pflegst, umso reicher ist die Ernte.

Blitzlicht der Wissenschaft: Frauen »überhören« oft körperliche Erregung

Lesezeit: 3 Minuten

In einer spannenden Studie[II] wurden Frauen und Männern unterschiedliche Szenen vorgespielt, während gleichzeitig ihre genitale Erregung gemessen wurde. Zu den Szenen gehörten pornografische Szenen mit heterosexuellem Sex – also zwischen Männern und Frauen. Es gab pornografische Filmszenen mit lesbischem Sex, außerdem solche, in denen Männer mit Männern Geschlechtsverkehr hatten, und schließlich Szenen von sich paarenden Bonobo-Affen – und nackte Menschen beim Yoga.

Im Anschluss fragte das Team die Versuchspersonen, welche Situationen sie als erregend empfunden hatten. Dabei zeigte sich, dass die Männer exakt jene Filme als erregend beurteilten, die ihrer sexuellen Orientierung entsprachen: Homosexuelle Männer wurden von Männern erregt und heterosexuelle Männer von Frauen. Dies stimmte auch mit den physiologischen Messungen überein.

Ganz anders war es bei den Frauen: Physiologisch, also mit Durchblutung und Feuchtwerden ihres Genitals, reagierten die teilnehmenden Frauen auf eine größere Bandbreite an sexuellen Darstellungen als die Männer: auf Sex zwischen Männern und Frauen, auf lesbischen Sex, auf Sex zwischen Männern und sogar auf die kopulierenden Bonobo-Äffchen.

Als tatsächlich erregend gaben aber sämtliche Versuchsteilnehmerinnen ausschließlich die Pornos an, die ihrer sexuellen Orientierung entsprachen!

Wie kann das sein? War es den Versuchsteilnehmerinnen peinlich, vom Anblick sich liebender Bonobos oder vom Sex zwischen homosexuellen Männern erregt zu werden?

So simpel ist es nicht, die Antwort ist komplexer.

Zunächst solltest du wissen, dass sexuelle Reize nach neueren Erkenntnissen über zwei unterschiedliche Systeme verarbeitet werden. Einmal kognitiv und langsam – und einmal automatisch und schnell.[12] Schauen wir uns das mal genauer an: **Die rasante automatische Reaktion auf sexuelle Reize** erfolgt – vom Bewusstsein unabhängig – unter anderem über die Amygdala im Gehirn und leitet eine rein körperliche und messbare Erregung der Geschlechtsorgane ein. Dazu gehören gesteigerte Durchblutung und Feuchtwerden bei Personen mit weiblichen Geschlechtsorganen und erhöhte Durchblutung und Erektion bei Menschen mit Penis.

Die langsamere kognitive Verarbeitung der Reize im Gehirn bestimmt, ob die körperliche Erregung dann auch tatsächlich als Erregung empfunden wird. Dabei werden die wahrgenommenen Reize zuerst durch den Thalamus, das sogenannte »Tor zum Bewusstsein«, geschleust und dann durch kognitive Bewertung im Frontalhirn und einen im Hippocampus stattfindenden Abgleich mit Erinnerungen als sexuell bewertet – oder eben nicht. So ist es grundsätzlich möglich, dass körperliche Erregung, obwohl sie de facto vorhanden und messbar ist, entweder gar nicht oder nicht als sexuelle Erregung wahrgenommen wird.

Beide Systeme agieren zum großen Teil unabhängig voneinander, wie der oben beschriebene Versuch deutlich zeigt. Für die Diskrepanz zwischen dem tatsächlichen Empfinden von Erregung und der gemessenen körperlichen Erregungsreaktion bei den weiblichen Versuchspersonen im beschriebenen Experiment gibt es mehrere Erklärungsansätze:

Frauen waren in der Menschheitsgeschichte immer der Gefahr sexueller Gewalt ausgesetzt. Das wissenschaftliche Team vermutete, dass Frauen, die solche Gewalt beobachteten, häufig kurz darauf selbst Opfer sexueller Übergriffe wurden. Es könnte ein evolutionärer Vorteil gewesen sein, auf den Anblick von Geschlechtsverkehr unterschiedlicher Art, ob erzwungen oder nicht, mit einem Feuchtwerden der Genitalien zu reagieren, denn die Befeuchtung könnte vor Verletzungen und Infektionen geschützt haben. Für diesen Effekt ist es nicht nötig, die körperliche Erregung als solche wahrzunehmen.[13] Eine weitere mögliche Begründung: Da die Folgen des Geschlechtsverkehrs im Falle einer Befruchtung für Frauen wesentlich gravierender sind, ist es für sie sinnvoll, sexueller Erregung nicht spontan nachzugeben, sondern sie noch einmal zu hinterfragen: Ist dieser Mann wirklich eine gute Wahl? Nicht nur als Sexualpartner, sondern auch als Partner bei der Aufzucht gemeinsamer Kinder?[14] Hinzu kommt: Während Männer sofort bemerken, wenn ihr Genital erregt ist – weil es eben deutlich sicht- und spürbar erigiert –, geschieht die weibliche körperliche Erregung im Verborgenen. Dadurch lernen Frauen nicht so leicht wie Männer, physiologische Erregung im Genitalbereich mit einem tatsächlichen Gefühl der Erregung zu verknüpfen.[15] Noch eine Möglichkeit: Männer – zumindest, wenn sie der heterosexuellen »Norm« entsprechen – werden oft früh dazu ermuntert, ihre sexuelle Erregung positiv wahrzunehmen und auszuleben. Frauen erhalten in der Gesellschaft dagegen immer noch »mixed messages«: Einerseits werden sie mit Bewunderung und Aufmerksamkeit belohnt, wenn sie erotisch und sexy auftreten, andererseits bekommen sie dann auch schnell herabsetzende Begriffe wie »Schlampe« zu hören. Das kann zur Folge haben, dass Frauen ihren körperlichen Empfindungen misstrauen, sich schämen oder sexuelle Erregung unterdrücken.[16] (Lies zum Thema Scham auch gern ab Kapitel 41 »Ich habe keine Lust, weil ich meinen Körper nicht mag und/oder mich für ihn schäme.«) Die gesellschaftliche Doppelmoral kann auch der Grund sein, dass Frauen in Versuchen wie dem oben beschriebenen, sich nicht zu sagen trauen, wenn ihre Erregung nicht den vermeintlich sozialen Erwartungen entspricht.

Falls du also das Gefühl hast, dass deine Erregung irgendwie »nicht richtig« funktioniert – weil du dich zum Beispiel zwar verliebst, aber davon scheinbar nicht erregt wirst –, kann es sein, dass dein Körper zwar mit Erregung reagiert, aber du diese Erregung nicht bemerkst. Dabei, deine körperlichen Reaktionen wieder besser – oder überhaupt – zu spüren und genießen zu lernen, will dir dieses Buch helfen.

6 Wahrheit Nummer 6: Lust kann stark wie ein Baum werden

Lesezeit: 3 Minuten

Wenn du das nächste Mal irgendwo draußen bist, wo Bäume stehen – in deinem Garten, im Wald oder auch in einem Park, dann such dir einmal den prächtigsten und größten Baum, den du finden kannst. Schau ihn dir genau an. Seine kräftigen Äste, die biegsamen Zweige, seine Baumkrone. Die Wurzeln, von denen du nur den oberen Anfang über der Erde siehst, die aber tief in den Boden hineinreichen, in einem Ausmaß, der der Spannweite der Baumkrone entspricht.

Mach dir bewusst: Dieser Baum konnte nur so groß und stark werden, weil er das bekommen hat, was er braucht!

Platz, um sich zu entfalten. Licht für die Fotosynthese. Kohlendioxid aus der Luft. Wasser und die richtigen Nährstoffe. Durch die optimale Versorgung ist er nun richtig stabil im Boden verankert, seine Äste sind gesund und kräftig, die kleinen Zweige wunderbar elastisch. Im Frühjahr blüht er, im Herbst trägt er Früchte. Ein Sturm, der andere, kleinere Bäume entwurzelt, kann so einem Koloss kaum etwas anhaben. Eine Überschwemmung übersteht er ohne Probleme, und auch vorübergehende Trockenheit ist kein Thema, weil seine Wurzeln so weit verzweigt sind, dass sie trotzdem genug Wasser und Nährstoffe ziehen. Auch Krankheiten, die schlechter versorgte Bäume eingehen lassen, machen ihm kaum etwas aus.

Stell dir nun vor, dieser prächtige Baum repräsentiert deine Sexualität.

Damit meine ich nicht den Sex mit anderen, sondern die Sexualität, die ganz allein dir und zu dir gehört. Sie ist dein persönlicher Schatz und in deinem Körper zu Hause. Dazu gehören natürlich deine Sexualorgane, aber auch alles andere an deinem Körper, was dir Lust bereiten kann – und das sind sehr viel mehr Zonen als gemeinhin angenommen. Wenn du dich gut um diese – potenziell – Lust spendenden Bereiche deines Körpers kümmerst, ihnen Aufmerksamkeit widmest, sie neugierig erforschst, dann steigt, wie du schon erfahren hast, deine Erregbarkeit. Dein Sexualitätsbaum streckt Wurzeln und Äste aus.

Wie das ganz einfach und mit minimalem Zeitaufwand selbst im stressigsten Alltag gelingt, darum geht es in diesem Buch. Im übertragenen Sinne »gießt« und pflegst du deinen Sexualitätsbaum. Du gibst ihm alles, was er benötigt, um gesund und stark zu werden. Je mehr Wurzeln deiner Erregbarkeit er ausprägt, desto stärker wird er. Und umso zuverlässiger wird er blühen und regelmäßig wunderbare Früchte der Lust tragen – auch scharfe Chilischoten.

So ein gut verwurzelter Baum wird Stürmen locker standhalten: Stürme, das sind in diesem Zusammenhang Situationen, die die Sexualität herausfordern. Etwa eine Partnerschaft, die die Phase der Verliebtheit mit ihrem hormonbedingten Lustüberschuss schon lange hinter sich gelassen hat – und die darum in die Gefahrenzone der sexuellen Langeweile geraten könnte. Längere Zeiten als Single. Hormonelle Umbruchzeiten wie die Wechseljahre, die Menopause, eine Schwangerschaft und die anschließende Stillzeit oder auch die Besonderheiten des weiblichen Zyklus wie die berüchtigten »Tage vor den Tagen«, das prämenstruelle Syndrom. Stress, Zeitmangel, Sorgen und den ganz alltäglichen Mental Load. Und, und, und.

Starke Sexualitätsbäume rascheln und biegen sich dann vielleicht in der steifen Brise, aber sie gehen nicht kaputt. Und wenn doch irgendwo mal ein Ast abknickt, erholt sich der Baum bald und bildet neue Triebe aus.

Ist der Baum deiner Sexualität hingegen ein schwaches

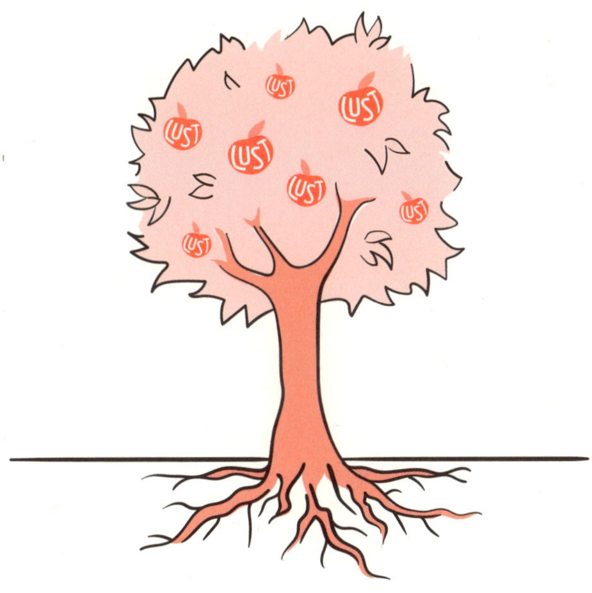

Gewächs, weil du ihn behandelst wie eine Topfpflanze, die irgendwo in einer Ecke deiner Wohnung vor sich hin vegetiert und die du immer erst dann hektisch gießt, wenn sie schon Blätter abwirft oder braun wird, dann können solche Situationen der Lust den Rest geben. Dein Sexualitätsbaum switcht in den Überlebensmodus wie ein Baum im Winter. Dann kann von Blüten oder gar Früchten der Lust keine Rede sein, und es fühlt sich vielleicht an, als habe sich das sexuelle Verlangen für immer vom Acker gemacht.

Zum Glück stimmt das nicht!

Unser Körper – und damit der Baum deiner Sexualität – ist ein absolutes Wunder der Anpassungsfähigkeit. Du kennst bestimmt die Naturfilme, in denen es in der Wüste plötzlich regnet – und schon nach kürzester Zeit aus der völligen Öde ein überbordendes Pflanzenparadies erwächst. So ist es auch mit deiner Sexualität und deiner Lust: Sobald du beginnst, dich wieder bewusst um deinen Sexualitätsbaum zu kümmern, wachsen die Wurzeln wieder und breiten sich aus, der Stamm wird stärker, die Baumkrone streckt sich nach allen Seiten, wird wunderbar grün und blüht – und schon bald kannst du wunderbar köstliche Früchte pflücken.

Das Beste dabei: Deine persönliche Baumschule der Lust zu bestellen, ist überhaupt nicht kompliziert oder zeitaufwendig. Ein, zwei oder drei Minuten »Gärtnern« täglich genügen im Allgemeinen schon, um eine wunderbare Kettenreaktion hin zu neuer Lust anzustoßen. Wie das funktioniert, erfährst du ab Teil III des Buches.

Doch bevor wir zum Wie kommen, müssen wir noch deinen persönlichen Ausgangspunkt bestimmen, damit ich dir einen auf deine Bedürfnisse abgestimmten Vorschlag für einen Trainingsplan machen kann. Basis dafür ist der zweiteilige Comeback-Test auf den kommenden Seiten.

Teil II

Dein Comeback-Test

Auf den folgenden Seiten lade ich dich ein, deine Sexualität einmal gedanklich – und wenn du magst, auch körperlich – zu erkunden.
Denn du kennst zwar schon dein Ziel – mehr Lust –, aber um festzulegen, wie du dahin kommst, musst du wissen, wo du derzeit stehst. Das ist bei der Sexualität nicht anders als beim Navi im Auto.
Im ersten Teil des Tests geht es um Fragen wie: Wie errege ich mich normalerweise? Wie bewege ich mich beim Sex? Was trägt dazu bei, mich zu erregen? Ist mir beim Sex ein Orgasmus wichtig?
Anhand deiner Antworten lässt sich bereits einkreisen, welche Arten von Erregung dein Körper bereits gut kennt und wo sich dein Erregungspotenzial noch ausbauen lässt.
Im zweiten Teil des Tests beleuchten wir deine Motivation zum Sex mit anderen Menschen: Hast du vor allem Sex, weil du der Ansicht bist, dass das nun mal »dazugehört«? Hast du Sex, weil du dir Nähe wünschst? Oder hast du meist Sex, weil du körperliches Vergnügen daraus ziehst?
Auch deine Motivation gibt Aufschluss darüber, wo du ansetzen kannst, um noch mehr Spaß am Sex zu haben – und dann so richtig Lust darauf zu entwickeln.
Bist du bereit? Dann lass uns loslegen!

7 Verschiedene Arten der Erregung sind wie verschiedene Sprachen – und Sprachen lassen sich lernen

Lesezeit: 3 Minuten

Stell dir einmal vor, du hast vor Ewigkeiten Französisch in der Schule gelernt.

Deine Grundkenntnisse möchtest du nun nicht nur aus dem staubigen Fach im hintersten Winkel deines Gehirns kramen, sondern auch ausbauen, weil du im nächsten Urlaub nach Südfrankreich fährst. Du möchtest nämlich – *s'il vous plaît* – nicht nur in der Bäckerei fehlerfrei Croissants bestellen, sondern dich idealerweise auch mit den hoffentlich attraktiven Einheimischen unterhalten können.

Um dieses Ziel zu erreichen, suchst du dir eine Privatlehrerin. Sie soll mit dir arbeiten, damit du dich später im Urlaub gut verständigen kannst. Diese Lehrerin wird vermutlich zunächst einmal versuchen, in Erfahrung zu bringen, was du schon kannst. Denn auch wenn es sinnvoll ist, Bekanntes zu wiederholen und zu festigen, möchtest du ja vor allen Dingen deine Sprachkenntnisse erweitern – sonst wird das nichts mit den angeregten Konversationen.

Sie wird also mit dir vermutlich einen oder mehrere Tests machen, die ihr zeigen, woran du dich noch erinnern kannst und was du neu lernen musst. Erst nach dieser Analyse wird sie ein auf dich zugeschnittenes Programm erstellen.

Was das mit deiner Lust zu tun hat?

Mehr, als du vermutlich denkst. Denn auch in Sachen Sex und Erregung bringst du Vorkenntnisse mit, die sich aus und in deiner persönlichen Historie entwickelt haben.

Wir alle haben beim Sex bevorzugte Methoden der Erregung, sowohl beim Sex mit anderen als auch beim Solo-Sex. Die Selbstbefriedigung ist dabei besonders verräterisch, weil die meisten von uns ganz gezielt das tun, was uns zuverlässig zu sexueller Erregung und meistens auch zum Orgasmus führt – schließlich müssen wir auf niemand anderen Rücksicht nehmen. Auf diese Weise »trainieren« wir unsere Erregungsfähigkeit sehr spezifisch. Denn hast du über viele Jahre hinweg bei der Masturbation immer eine bestimmte Technik – einen Erregungsmodus – genutzt, reagieren die dabei berührten und einbezogenen Bereiche besonders sensibel, weil die synaptischen Verbindungen stark sind. Dein Körper kennt die Abläufe, sie sind automatisiert – ähnlich wie du häufig gepaukte Vokabeln oder genutzte Phrasen kennst und nicht mehr groß drüber nachdenken musst.

Kommt nun eine weitere Person mit ins Liebesspiel, funktionieren wir meistens besonders gut mit jemandem, der ähnliche Erregungspräferenzen hat, sich mit einer ähnlichen Technik erregt, also zum gleichen Erregungstypen zählt. Welche Erregungsmodi – und sich daraus ergebende Erregungstypen – es gibt, dazu kommen wir in der Auflösung des in Kürze folgenden Tests.

Erregungstypen sind dabei nicht unveränderlich wie zum Beispiel in der Astrologie dein Sternzeichen oder dein Aszendent, die ja durch den Zeitpunkt deiner Geburt bestimmt werden. Sie sind vielmehr Resultat von langjährigen Gewohnheiten – und Gewohnheiten lassen sich ändern. Indem du deinen Körper auch an vielen anderen Stellen als den gewohnten sensibilisierst und andere Arten der Stimulation ausprobierst, etwa durch mehr Bewegung, erschließen sich dir mit der Zeit völlig neue Erregungswelten – und Erregungstypen. So, wie du dich in einem anderen Land plötzlich ganz natürlich und frei bewegst, weil du die Sprache gut kannst.

Im Grunde lernst du neue Sprachen der Erregung.

Besonders wenn du in einer festen Partnerschaft lebst, nimmst du damit außerdem sehr viel Druck aus eurem gemeinsamen Sexleben – und damit häufig auch aus deiner Beziehung – heraus. Beim gemeinsamen Sex erwarten wir nämlich meist nicht nur unbewusst, dass unser Erregungsmodus bedient wird, sondern wir erwarten auch noch andere Dinge: Unser Gegenüber soll sexy sein, uns richtig anfassen, nicht zu früh kommen, aber auch nicht zu spät, die richtigen Dinge flüstern, stöhnen oder auch nicht, und so weiter. Das sind ziemlich viele Ansprüche, die wir bei der Selbstbefriedigung nicht haben.

Je spannender aber das rein körperliche Erleben für dich wird, umso unabhängiger wirst du insgesamt von äußeren Faktoren. Der oder die andere muss nicht mehr das »Richtige« tun oder »richtig« aussehen, damit du erregt werden kannst. Du wirst auch weniger abhängig von Zubehör, wie zum Beispiel Vibratoren oder Sexspielzeug, oder auch von einem bestimmten Fetisch oder speziellen Fantasien. Du kannst all das nutzen, aber du musst es nicht unbedingt. Und gerätst du kurz aus dem Konzept, etwa durchs Klingeln des Telefons oder durch aufploppende Gedanken, hast du es viel leichter, anschließend den »Erregungsfaden« schnell wieder aufzunehmen. Insgesamt wirst du leichter erregt, hältst besser deine Erregung und fühlst dich auch leichter vom Sex befriedigt. Gemeinsamer Sex wird von einem potenziellen Minenfeld zum reinen Vergnügen. Umso leichter wird es auch, Vorfreude – also Lust – darauf zu entwickeln.

Doch kommen wir endlich zum Erregungsmodi-Test – damit du weißt, welche Sprachen der Erregung du bereits fließend beherrschst und welche du in Zukunft lernen kannst.

8 Welcher körperliche Erregungstyp bin ich? (Comeback-Test Teil I)

Lesezeit: so intuitiv und spontan wie möglich

Gehe bei den Antworten bitte davon aus, wie du dich selbst befriedigst, nicht vom gemeinsamen Sex (dazu kommen wir noch). Bist du unsicher, kannst du den Test machen, nachdem du dich das nächste Mal selbst befriedigt oder erregt hast.* Vielleicht gehörst du auch zu den Menschen, die sich noch nie selbst erregt haben oder dies nicht mehr tun. Zum Glück ist es nie zu spät, die eigene Sexualität auch in diesem Bereich (wieder) zu erschließen. Hast du aktuell keine Historie der Selbstbefriedigung, überspringe einfach die Fragen

* Gehörst du zu den Menschen, die sich noch nie selbst befriedigt haben? Dann warst du vielleicht von Beginn deines Sexuallebens an immer in einer Beziehung und bist darum nie auf die Idee gekommen, dich selbst zu befriedigen. Versteh mich nicht falsch: Es ist natürlich völlig in Ordnung, wenn dir nichts dabei fehlt, niemand muss sich selbst befriedigen! Es kann aber auch Gründe dafür geben, denen nachzuspüren es sich lohnt. Manchmal sind etwa frühe schlechte Erfahrungen mit Sexualität im Spiel. Vielleicht hattest oder hast du auch das Gefühl, Partnerin oder Partner mit Selbstbefriedigung zu »hintergehen«, oder dieses Gefühl wird dir von deinem Umfeld, zum Beispiel aus religiöser Motivation heraus, suggeriert. Trifft etwas davon auf dich zu, kann es hilfreich sein, wenn du dich noch einmal genauer mit deiner eigenen sexuellen Historie befasst. Zum Glück ist es nie zu spät, sich die eigene Lust zu erschließen und zu erweitern. Dabei kann dir dieses Buch helfen.

und lies direkt die Texte zu den Erregungsmodi. Sie geben dir Anregungen, wo du vielleicht hinwillst – und wohin nicht.

So funktioniert der Test

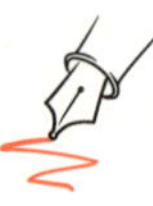

Du brauchst Zettel und Stift, eine digitale Notizmöglichkeit geht natürlich auch. Schreibe die Buchstaben A, R, S, W untereinander. Immer, wenn eine Antwort auf dich zutrifft, schau nach, welcher Buchstabe dahintersteht, und mache einen Strich hinter dem entsprechenden Buchstaben in deiner Liste. Mehrfachnennungen sind möglich. Sind mehrere Buchstaben in einer Klammer angegeben, dann machst du für alle Striche. Ist die Klammer leer, musst du nichts notieren. Alles klar?

Dann geht's los:

Test: Wenn ich mich selbst errege …

Körperposition

… räkele ich mich meist durchs Bett (W, S)

… liege ich gern auf dem Bauch (A)

… stehe ich oft (A, R)

… sitze ich meist (R)

… liege ich oft auf dem Rücken und bewege mich kaum (R)

Körperspannung

… bin ich in einzelnen Körperbereichen oder am ganzen Körper eher angespannt (A, R)

… bin ich oft abwechselnd angespannt und entspannt (W)

… bin ich vorwiegend entspannt, nur wenn ich mich zum Orgasmus bringe, spanne ich mich stärker an (S)

... presse ich gern die Beine oder den Po zusammen und/oder drücke mich auf die Unterlage (A)

Bewegung

... bewege ich mich eher rhythmisch mit großen Bewegungen des Beckens (W)

... bewege ich mich meist genießerisch mit dem ganzen Körper (S)

... bewege ich mich oft wenig (A, R)

... bewege ich mich, aber mit eher begrenzten Bewegungen des Beckens (R, A)

Dauer

... bin ich oft in weniger als drei Minuten fertig (A)

... brauche ich so zwischen drei und fünf Minuten (R)

... lasse ich mir Zeit, fünfzehn Minuten und länger (S, W)

... nehme ich mir die Zeit, wie es mir gerade gefällt (W)

... kommt es oft plötzlich (A, R)

Pornos

... gucke ich gern einen kompletten Porno (W, S)

... zappe ich mich schon mal durch Pornos (A, R)

... schaue ich keine Pornos ( )

Atmung

... atme ich eher tief (S, W)

... atme ich eher flach (A, R)

... atme ich eher in den Brustkorb (R, A)

... atme ich eher in den Bauchraum (W, S)

... atme ich irgendwie, kann ich nicht beschreiben ( )

Technik

... stimuliere ich meine äußeren Genitalien (R)

... führe ich mir gern einen Gegenstand ein, auf dem ich mich durch Bewegungen meines Beckens rhythmisch bewege (W)

... führe ich mir oft etwas ein und verstärke den Druck, ohne mich zu bewegen (A)

... führe ich mir oft einen Gegenstand oder meine Finger ein, den/die ich rhythmisch bewege (R)

Emotionales Erleben

... bin ich eher positiv gestimmt und genieße (S, W)

... fühle ich mich schnell angriffslustig oder gereizt (R, A)

... schäme ich mich manchmal (A, R)

Innere Einstellung

... lasse ich mir Zeit (S, W)

... will ich schnell zum Höhepunkt kommen (R, A)

... möchte ich oft nur genießen – ein Orgasmus ist mir eher unwichtig (S)

... bin ich leicht ablenkbar (A, R)

... versinke ich in meiner Erregung (W, S)

... gehe ich davon aus, dass ich – wie meistens – zum Höhepunkt komme (R, W)

... ist mir bewusst, dass ich nicht unbedingt einen Orgasmus bekomme (S, A)

Sensitivität

... sind mir Berührungen außerhalb des Genitals oft zu viel (R, A)

... mag ich es, mich am ganzen Körper zu berühren (W, S)

... entsteht meine Erregung vor allem durch Druck und Muskelspannung, Berührungen sind weniger wichtig (A)

... variiere ich gern die Art der Berührungen, teste Neues (S, W)

... berühre ich mehr oder weniger nur meine äußeren Genitalien und eventuell die Nippel (R)

Fantasien

... habe ich eher heftige – auch schon mal gewalttätige – Fantasien (A, R)

... variieren meine Fantasien (W)

... stelle ich mir gern »Verbotenes« vor, wie Sex, bei dem ich beobachtet werde (R, A)

... habe ich keine Fantasien ( )

... sind meine Fantasien meist romantisch (S)

Das Ergebnis ermitteln

Der Buchstabe, bei dem du die meisten Striche gesammelt hast, entspricht deinem **momentan** dominierenden Erregungstyp. Bei ähnlich vielen Strichen hinter mehreren Buchstaben bist du ein Mischtyp. Viele Menschen ändern etwa die Art und Weise der Stimulation, wenn sie ihre Erregung zu einem Höhepunkt steigern wollen.

Schau dir im Folgenden erst den Text zu deinen Erregungstypen an. Danach lies auch die Beschreibung der weiteren Erregungstypen – wenn du weißt, wie andere »es« machen, kann das sehr inspirieren.

Falls du in einer Beziehung bist, ist es oft interessant, wenn ihr alle den Test absolviert und das Ergebnis vergleicht.

Vielleicht beobachtest du an dir noch ganz anderes als das, was hier abgefragt wurde – toll! Die Fragen sind nicht erschöpfend, sondern geben lediglich eine Richtung an.

Kommen wir zu den Erregungstypen:

A – Anspannungstyp

Lesezeit: 2 Minuten

Wie der Name schon vermuten lässt, wird die Erregung bei diesem Typus – oder auch Erregungsmodus – vor allem durch Anspannung der Muskeln erzeugt, aber auch durch Druck. Einige Frauen praktizieren diese Art der Selbsterregung, die sogar in der Öffentlichkeit möglich ist, ohne dass andere etwas davon bemerken. Denn das Genital im Sitzen gegen die Unterlage zu drücken, das geht sogar in der Tram oder in der Vorlesung – und diese Heimlichkeit erregt viele Frauen noch mehr: Wenn die alle wüssten!

Eine andere Möglichkeit ist es, auf dem Bauch mit aneinandergedrückten oder überkreuzten Beinen zu liegen. Wird dabei der Beckenboden angespannt, stimuliert das sehr stark die Klitoris. Es gibt aber keineswegs nur Frauen, die sich gern in diesem Modus erregen. Männer, die den Anspannungsmodus bevorzugen, klemmen oft ihren Penis zwischen die Beine. Oder sie liegen ebenfalls auf dem Bauch, drücken den Penis mit den Händen zusammen oder sie beschweren ihn, zum Beispiel mit Büchern, oder wieder andere machen sich steif wie ein Brett und pressen ihre Beine zusammen.

Die starke Körperspannung bewirkt eine sehr flache Atmung und geht mit wenig Bewegung einher, denn die ist nur eingeschränkt möglich, ohne die Spannung aufzulösen. Die Erregung im Anspannungsmodus ruft meist härtere Fantasien hervor, in denen Gewalt eine Rolle spielt. Viele Frauen machen sich hier Sorgen, weil sich in ihrem Kopfkino Dinge abspielen, die sie niemals in Wirklichkeit erleben möchten. Sie sind beruhigt, wenn sie hören, dass es hier nicht um geheime Wünsche geht. Stattdessen sind eher gewaltvolle Gedanken ein Erbe unserer Vorfahren aus der Steinzeit: Nahmen die etwas wahr, was potenziell bedrohlich sein konnte, etwa ein Rascheln im Gebüsch, setzte ihr Gehirn eine Kampf-oder-Flucht-Reaktion in Gang (was dabei genau passiert, liest du im Kapitel 22 »Komm in den Flow«). Dadurch spannten sie sich nicht nur unwillkürlich an, sondern stellten sich auch gedanklich auf Gefahr ein – ein angreifender Feind, ein hungriger Säbelzahntiger. Ein angespannter Körper signalisiert dem Gehirn also ganz einfach Gefahr. Und diese Gefahrensituation wird dann in ein entsprechend heftiges Fantasie-Szenario übersetzt.

Ein Problem, dem Anspannungstypen häufig begegnen: Gerade beim gemeinsamen Sex verschwindet die Erregung oft, wenn sie sich in eine neue Position begeben, weil sich dadurch auch Anspannung und Druck teilweise oder ganz auflösen. Bei Menschen mit weiblichen Genitalien etwa, wenn sie die Beine spreizen. Versuchst du das Dilemma zu lösen, indem du dich im Anschluss noch stärker anspannst, wähnt dein Gehirn dich nun erst recht in einer Fight-or-Flight-Situation und bereitet dich auf einen Angriff vor. Mit anderen Worten: Du wirst richtig auf Krawall gebürstet. Viele Frauen erzählen mir, dass sie beim gemeinsamen Sex sehr schnell genervt sind und sogar sauer auf ihr Gegenüber werden. Hier hast du den Grund dafür. Woher soll dein Körper wissen, dass dein Liebster oder deine Liebste keine Bedrohung ist? Ein weiterer Nebeneffekt der Alarmbereitschaft besteht darin, dass du dich sehr leicht von Geräuschen oder Ähnlichem ablenken lässt – auch das kann beim Sex stören.

Außerdem kann es sein, dass du auch noch nach dem Sex unangenehme Gefühle hast. Vielleicht bist du weiter wütend oder traurig, hast Schuldgefühle oder empfindest Scham, weil du nicht verstehst, was mit dir los ist und warum du so genervt von deinem Gegenüber bist.

Empfohlene Übungen des Lust-Micro-Trainings (LMT)
Berührung A 1 bis **A 3** (Kapitel 19 bis 21)
Bewegung B 1 bis **B 3** (Kapitel 23 bis 25)
Beckenboden C 1 bis **C 7** (Kapitel 27 bis 32)

R – Reibungstyp

Lesezeit: 2 Minuten

Voilà: Hier haben wir die vielleicht bekannteste Art, sich zu erregen. Menschen des Reibungstyps stimulieren die äußeren Genitalien durch, nun ja, Reibung. Besonders Männer üben diese Form der Selbsterregung meist seit ihrer frühen Kindheit, ganz einfach, weil es die naheliegendste Beschäftigung mit dem vorwitzigen Körperteil mit dem spannenden Eigenleben ist. Es gibt unter den Jungs zahlreiche Namen dafür, »sich einen von der Palme wedeln«, »einen runterholen« oder »wichsen« sind nur einige davon. Dabei gehen Männer häufig erstaunlich vielseitig vor. Einige benutzen die ganze Hand, manche nur zwei oder drei Finger, manche reiben den gesamten Penis, einige nur die Eichel oder andere Teile des Penis. Gemeinsamer Nenner ist die Reibung.

Aber auch viele Frauen erregen sich sehr effektiv mit der Reibungsmethode. Sie stimulieren sich dann meist um den äußerlich sicht- und fühlbaren Bereich der Klitoris herum oder widmen sich reibend den Vulvalippen (Schamlippen). Zum Reibungsmodus gehört auch die Verwendung eines Vibrators. Zwar ist Vibration selbstverständlich nicht dasselbe wie Reibung, aber der gemeinsame Nenner der Frauen, die einen Vibrator bevorzugen, ist fast immer: Ist kein Vibrator zur Hand, werden die Finger zum erregenden Zauberwerkzeug, es wird also gerieben.

Ähnlich wie der Anspannungsmodus geht der Reibungsmodus häufig mit erhöhter Körperspannung, relativ flacher

Atmung und oft wenig Bewegung einher, sehen wir einmal von der aktiven Hand ab. Darum gibt's hier häufig das gleiche Problem: Wenn du dich im Reibungsmodus selbst erregst, landest du schnell im Kampf-oder-Flucht-Zustand, bist darum sehr ablenkbar und wirst leicht genervt.

Ein Vorteil des Reibungsmodus ist die relativ leichte Integration in den gemeinsamen Sex, denn der oder die andere kann natürlich versuchen, dich ebenfalls durch Reibung mit der Hand zu erregen. Allerdings – und da haben wir gleich den Haken – machen es andere Personen wahrscheinlich nicht genau so, wie du es gewöhnt bist. Und das kann wieder ein Irritationsmoment sein, der dich aus deiner Erregung katapultiert. Auch Oralverkehr ist manchmal schwierig, denn einerseits umschließt eine Mundhöhle den Penis nicht so wie eine kräftige Männerhand, andererseits vibrieren Zungen nicht wirklich.

Manche Männer verwenden große Anstrengung darauf, die Reibung, die bei ihnen in der Selbstbefriedigung so zuverlässig funktioniert, beim Geschlechtsverkehr zu imitieren. Nicht nur, weil es sich für »ihn« gut anfühlt, sondern auch in dem – unter anderem von Pornos genährten – Glauben, der Effekt auf die Partnerin sei ähnlich erregend: Also schiebt der Mann seinen Penis so schnell, wie er nur kann, in die Vagina hinein und zieht ihn wieder heraus. Der erhoffte Erregungseffekt bei ihr bleibt dabei leider häufig aus oder ist nur mäßig. Nicht nur, wenn sie es gewohnt ist, durch Stimulation der äußeren Genitalien (oder durch Anspannung) zum Orgasmus zu kommen. Auch eine Frau, die ihre Vagina sensibilisiert hat, fühlt hier oft nicht so viel, weil das schnurgerade Hinein- und Herausbewegen die Vaginalwände und die innen liegenden Anteile der Klitoris nur minimal reizt. Stattdessen wäre in der Vagina massierender Druck *der* Erregungsfaktor.

Also bringt das Rein und Raus des klassischen »Rammelns« meist sehr wenig für die weibliche Erregung.

Empfohlene Übungen des Lust-Micro-Trainings (LMT)
Berührung A 1 bis **A 3** (Kapitel 19 bis 21)
Bewegung B 1 bis **B 3** (Kapitel 23 bis 25)
Beckenboden C 1 bis **C 7** (Kapitel 27 bis 32)

S – Sinnlichkeitstyp

Lesezeit: 1 Minute, 10 Sekunden

Zu diesem Erregungstypus gehören wiederum fast ausschließlich Frauen. Wenn du auch dazu gehörst, ist dir Genuss extrem wichtig. Du nimmst dir Zeit und streichelst und erregst dich am ganzen Körper. Du liebst die Sinnlichkeit und Verspieltheit über alles und magst es, dich ungezielt zu räkeln und Berührungen zu testen. Dabei tauchst du ganz in das wunderbare Gefühl ein, wenn sich die Erregung in allen Winkeln deines Körpers ausbreitet.

Um die Sinnlichkeit zu unterstützen, achtest du wahrscheinlich darauf, es dir bei der Selbstbefriedigung so richtig schön zu machen. Vielleicht dämpfst du das Licht, zündest eine Duftkerze an oder eine Wärmelampe. Du suchst sinnliche Musik aus, beziehst das Bett frisch mit einer Wäsche, die sich gut anfühlt auf der Haut, und trägst auch selbst Kleidung, in der du dich sinnlich fühlst. Hast du Fantasien, sind diese meistens sehr sanft und romantisch.

Beim gemeinsamen Sex verschwinden diese Vorlieben selten plötzlich, sondern du suchst vermutlich die Sinnlichkeit auch mit einem Gegenüber. Vielleicht schlägst du eine Massage mit einem Duftöl vor, vielleicht bereitest du kleine Leckereien vor, mit denen ihr euch gegenseitig füttern oder die ihr euch gegenseitig von der Haut schlecken könnt. Verführung und Romantik sind dir wichtig.

Häufig kommen Frauen, die sich im Sinnlichkeitsmodus erregen, dabei nicht zum Orgasmus. Trotzdem genießen sie die Erregung sehr – viele sagen, ihnen sei der Höhepunkt nicht so wichtig. Einige wechseln aber in einen anderen Modus, sobald sie zum Orgasmus kommen möchten.

Erkennst du dich in diesen Erregungstyp wieder, ist es auch möglich, dass du nicht so genau weißt, wie du überhaupt zum Höhepunkt gelangen kannst. Im Sinnlichkeitsmodus entsteht zwar potenziell jede Menge großflächige Erregung, aber gleichzeitig vertieft sich deine Atmung, und du entspannst stark. Um einen Orgasmus zu erreichen, musst du aber – in der Regel – deine Erregung steigern und kanalisieren, das funktioniert nur über ein gewisses Maß an Körperspannung und gezielte Bewegung.

Empfohlene Übungen des Lust-Micro-Trainings (LMT)
Bewegung B 1 bis **B 3** (Kapitel 23 bis 25)
Beckenboden C 1 bis **C 7** (Kapitel 27 bis 32)

W – Wellentyp

Lesezeit: 1 Minute, 30 Sekunden

Der Wellentyp steht mit Absicht am Schluss dieser Aufzählung, denn er kombiniert alle Möglichkeiten des sinnlichen Erforschens des Körpers und der Erregung. Er heißt so, weil du dich dabei so rhythmisch bewegst wie die Wellen des Meeres: Spannung und Entspannung lösen einander ab. Durch diesen Wechsel versickert die Erregung trotz weitgehend tiefer Atmung nicht, sie bleibt im Körper, und du kannst sie nach Wunsch modulieren.

Ähnlich wie im Sinnlichkeitsmodus berührst du im Wellenmodus deinen gesamten Körper, streichelst und erregst ihn. Die inneren Genitalien beziehst du dabei auf natürliche Weise mit ein, indem du deinen Beckenboden mit im Einsatz hast. Viele Frauen, die sich den Wellenmodus angewöhnt haben, haben so mit der Zeit nicht nur große Teile der Körperoberfläche, sondern auch das Innere ihrer Vagina stark sensibilisiert. So gelingt es ihnen häufig, durch die Reizung des Inneren der Vagina – und damit auch der inliegenden Klitorisanteile – einen Höhepunkt zu erleben. Selbstverständlich ist ein solcher innerer Orgasmus (mehr zum scheinbaren Gegensatz vom sogenannten »vaginalen Orgasmus« zum »klitoralen Orgasmus« liest du im folgenden »Blitzlicht der Wissenschaft: Wo Sigmund Freud irrte«) keine Notwendigkeit, und erfüllte Sexualität kann sich auf sehr viele unterschiedliche Arten ausdrücken. Allerdings ist ein hochgradig sensibilisierter Körper ein Körper mit Potenzial: Er setzt dem sexuellen Erleben und der Erregung nur sehr wenige Grenzen. Dir steht sozusagen die gesamte Palette der Erregung zur Verfügung, wenn du dies willst. Du hast immer Möglichkeiten, dich zu erregen, auch wenn du zum Beispiel gerade nicht auf dem Bauch liegen kannst, weil du schwanger bist – was für Anspannungstypen ein Handicap sein könnte – oder weil deine dominante Hand eingegipst ist – was für Reibungstypen ein Hindernis wäre.

In Wellenmodus ist die Erregung stabil, und du wirst nicht so leicht abgelenkt, weder durch äußere Ereignisse noch durch Gedanken. Fantasien entstehen natürlich und mit Leichtigkeit, aber du benötigst sie nicht für deine Erregung. Der Wellentyp ist sehr anpassungsfähig bei gemeinsamem Sex, er kommt meist mit allen Erregungstypen klar.

Das soll nun nicht bedeuten, dass der Wellenmodus das hehre Ziel für alle sein muss. Stattdessen geht es darum, dass du die Erregungsformen findest, mit denen du dich wohlfühlst und die dich dorthin bringen, wo du hinmöchtest. Ob das nun – zum Beispiel – das Erreichen oder leichtere Erreichen eines Orgasmus oder die Möglichkeit ist, länger deine Erregung zu halten oder sie besser verteilen zu können.

Für den Wellenmodus gibt es keine Empfehlungen. Gehörst

du zu diesem Typ und leidest manchmal unter Lustlosigkeit, hat das mit deinem Erregungsmodus nichts zu tun. Bitte mache den zweiten Teil des Tests und schaue nach, ob eines der Spezialthemen, denen ich mich im fünften Teil des Buches widme, auf dich zutrifft. Im Anschluss an den fünften Teil findest du ergänzende Übungen.

Zwischenfazit Comeback-Test, Teil I

Lesezeit: 1 Minute

Nun kennst du also deinen – oder deine – körperlichen Erregungstypen, basierend auf deiner gewohnten Form der Selbstbefriedigung. Wichtig: Alle Modi sind normal.[17] Hast du auch schon bei den anderen Modi »gespickt«? Wenn nicht, möchte ich dich ermutigen, genau das jetzt zu tun, damit du siehst, was sonst noch möglich ist. Bekommst du beim Lesen Lust, dein sexuelles Erleben zu erweitern? Dem steht nichts im Wege. Denn da dein Erregungstyp, wie gesagt, Resultat deiner sexuellen Gewohnheiten ist, ist es möglich, auch neue sexuelle Gewohnheiten zu entwickeln. Dabei helfen dir die Übungen, die ich dir unter deiner Testauflösung vorgeschlagen habe – wie du sie leicht in deinen Alltag integrierst, erfährst du in Teil III des Buches.

Nun gibt es allerdings weit mehr Beweggründe, Sex zu haben, als lediglich die körperliche Befriedigung oder der körperliche Genuss, die oder den du in der Regel bei der Selbsterregung verfolgst. Gerade für die Paarsexualität haben wir normalerweise etliche weitere Gründe.

Um diese Motivationen geht es im nun folgenden zweiten Teil des Comeback der Lust-Tests. Doch zunächst noch ein spannendes …

Blitzlicht der Wissenschaft: Wo Sigmund Freud irrte. Oder: Klitoral? Vaginal? Total egal!

Lesezeit: zwei Minuten

Anfang des 20. Jahrhunderts sorgte kein Geringerer als der Begründer der modernen Psychoanalyse, Sigmund Freud, dafür, dass der sogenannte »klitorale« Orgasmus – also der Höhepunkt, der hauptsächlich durch Stimulation des äußerlich sicht- und fühlbaren Klitoriskopfes erzeugt wird – einen zweifelhaften Ruf bekam: Freud bezeichnete ihn als »unreif«. Die erwachsene, normal entwickelte Frau habe angeblich einen »vaginalen« Orgasmus. Frauen, die »nur« einen Orgasmus durch Reizung dieses Kopfes, der Klitoriseichel, hatten, galten als zurückgeblieben und psychisch labil.

Das passte perfekt in eine Welt, in der die männliche Perspektive die tonangebende war. Da es den meisten heterosexuellen Männern zum Erlangen des sexuellen Höhepunkts genügt, mit ihrem Penis eine Frau zu penetrieren, war es eine sehr bequeme Sichtweise, dass genau das für reife Frauen auch das Höchste der Gefühle sei – und mit allen anderen etwas nicht stimmt.

Diese kruden Ideen der Vergangenheit geistern teils heute noch in den Köpfen herum – auch in denen vieler Frauen, die immer noch irgendwie glauben, dass nur ein »vaginaler« Orgasmus vollwertig ist. Doch nach und nach wandelt sich hier zum Glück das Denken. Dazu beigetragen hat einmal die Erkenntnis von der wahren Größe der Klitoris. Deren sichtbares Köpfchen ist nämlich nur ein winziger Teil des viel größeren innen liegenden Organs, dessen Schenkel und Schwellkörper sich um die Vagina schmiegen (mehr zur erstaunlichen Anatomie und der Wiederentdeckung der Klitoris liest du im Kapitel

»Geschaffen, um zu erregen«). Das lässt die Grenzen zwischen klitoralem und vaginalem Orgasmus verschwimmen, denn immer spielt die Klitoris dabei eine Hauptrolle. Und natürlich gilt: An welcher Stelle sie erregt wird, ob an ihrer Spitze oder indirekt über die Vagina, kann logischerweise keinerlei Einfluss auf die weibliche mentale Gesundheit haben.

Vor ein paar Jahren räumten die Psychiaterin Nicole Prause und ihr wissenschaftliches Team an der University of California in Los Angeles demonstrativ mit dem alten Märchen auf, dass Frauen, die sich über ihre Klitoriseichel erregen, mehr psychische Probleme haben. In ihrer Studie mit 88 Frauen im Alter von 18 bis 53 Jahren untersuchten die Forschenden die mentale Gesundheit im Zusammenhang mit sexuellen Gewohnheiten der Teilnehmerinnen. Zuerst wurden die Frauen ausführlich befragt. Anschließend sahen sie erotische Filme, brachten sich selbst zum Höhepunkt und dokumentierten ihre Erregung. Die meisten berichteten, dass sie durch eine Kombination aus vaginaler und klitoraler Stimulation zum Orgasmus kamen. In der Studie kam sogar heraus, dass Frauen, die regelmäßig Orgasmen durch Stimulation des Klitoriskopfes erleben, tendenziell ein größeres sexuelles Verlangen haben. Und wenig überraschend zeigte sich: Diese Frauen hatten nicht mehr oder weniger psychische Probleme als solche, die eher Orgasmen durch vaginale Stimulation erlebten.

Kurz: Orgasmen sind zum Genießen da, völlig egal, durch welche Art der Erregung sie entstehen. Schließlich – darum geht's in diesem Kapitel – ist die Art, wie wir uns erregen, erlernt. Und damit eine Gewohnheit, die wir ändern können, wenn wir wollen. Wir können sie aber auch durch neue Gewohnheiten erweitern und uns damit neue Möglichkeiten erschließen. Frauen, die beim Paarsex durch Penetration bisher nicht kommen konnten, haben es buchstäblich in der Hand, das zu ändern – wenn sie wollen.[18]

9 Meine Motivation für Sex mit anderen? (Comeback-Test Teil II)

Lesezeit: so spontan und intuitiv wie möglich

Während wir Sex mit uns selbst – also Selbstbefriedigung – vor allem dann haben, wenn wir Lust auf die damit verbundenen körperlichen Empfindungen haben, lässt sich unsere Motivation für Sex mit anderen nur manchmal auf diesen einfachen Nenner bringen.

Das hat damit zu tun, dass gemeinsamer Sex für uns weitere Funktionen sozialer und/oder emotionaler Art erfüllen kann. Du kannst zum Beispiel Sex haben, weil du denkst, dass das zu einer »normalen« Beziehung dazugehört. Sex kann auch ein Mittel sein, Nähe und Intimität mit dem oder der Liebsten herzustellen, zum Beispiel wenn wir uns einsam oder traurig fühlen. Manche Menschen haben Sex aus einer sogenannten »Erwartungserwartung« heraus: Sie vermuten, das Gegenüber erwarte gemeinsamen oder eine bestimmte Art von Sex, dem wollen sie entsprechen. Es gibt Sex aus Gewohnheit, oder du kannst Sex haben, weil du es genießt, dass du mit deinem Körper jemand anderen erregst. Du kannst Sex haben aus Neugier oder aus Mitleid oder aus Angst oder weil du meinst, du bist es jemandem schuldig. Außerdem gibt es emotionale Zustände, die uns eher davon abhalten, Sex zu haben, wie Dauerstress oder die Sorge, dass der Sex unangenehm wird.

So funktioniert der zweite Teil des Comeback-Tests

Schreibe wieder Buchstaben untereinander, dieses Mal: N, S, F, A, V. Trifft eine Antwort zu, notierst du dir einen Strich für den entsprechenden Buchstaben aus der Klammer dahinter. Mehrfachnennungen sind auch hier möglich. Bist du derzeit Single und hast selten Sex, denke auch an den Sex in früheren Beziehungen.

Bitte behalte im Hinterkopf, dass es hier nicht um Selbstbefriedigung geht, sondern um Sex mit einer anderen Person oder anderen Personen (aus praktischen Gründen ist im Test immer nur von einer Person die Rede). Und los geht's!

Test: Ich habe manchmal oder häufig Sex …

Nähe

… weil ich so mein Bedürfnis nach Nähe und Intimität stille und meine Liebe ausdrücke (N)

… weil ich Sorge habe, dass der Mensch an meiner Seite mich sonst verlassen/betrügen/zu Prostituierten gehen könnte (N)

… weil ich unangenehme Gefühle wie etwa Einsamkeit oder Angst vertreiben möchte (N)

… weil ich dem Menschen an meiner Seite etwas Gutes tun will (N)

… weil wir uns außerhalb des Sex kaum zärtlich berühren und küssen und ich mich danach sehne (N)

Soziale Erwartungen

… weil ich finde, dass Sex zu einer guten Beziehung dazugehört (S)

… weil ich glaube oder weiß, dass der Mensch an meiner Seite Sex in einer festen Beziehung erwartet (S)

… damit der Mensch an meiner Seite nicht im Freundeskreis herumerzählt, dass wir keinen oder kaum Sex haben (S)

… weil ich nicht weniger Sex haben möchte als es im Freundeskreis üblich ist (S)

… bei dem ich manchmal – oder oft – froh bin, wenn er vorbei ist (S)

Körperliche Motivation

… weil mir der Sex Spaß macht und/oder Befriedigung verschafft (F)

… weil mich Sex entspannt und ein Gegengewicht zum Alltag ist (F)

… weil er für mich ein Mittel zur Stressreduktion ist (K)

… weil ich mich nach ihm schon darauf freue, es bald wieder zu tun (F)

… weil Sex für mich ein körperliches Grundbedürfnis ist, wie Essen und Schlafen (F)

»Kick« durch Sex

… mit anderen als dem Menschen, mit dem ich eine Beziehung führe, weil mir in der Beziehung sexuell langweilig ist (A)

… nach einem heftigen Streit (A)

… in ungewöhnlichem Setting, etwa unter freiem Himmel, in einer Umkleidekabine, mit aufreizender Kleidung etc. (A)

… für den ich mich vorab mit Fantasien oder Rollenspielen, (m)einem Fetisch, Pornos o. Ä. in Stimmung bringe (A)

… weil es meinem Selbstwertgefühl schmeichelt, wenn mich mein Gegenüber scharf findet (A)

Und nun kommen wir noch dazu, in welchen Situationen du Sex mit anderen Personen vermeidest.

Test: Ich vermeide manchmal oder häufig Sex – zum Beispiel durch Ausreden …

… weil ich ihn als zu anstrengend oder zu fordernd empfinde (V)

… weil der Sex mit dem Menschen, mit dem ich in einer Beziehung bin, für mich nicht (mehr) befriedigend ist (V)

… weil ich nicht zuverlässig »auf Touren« komme oder meine Erregung störanfällig ist (V)

… weil ich viel zu viel zu tun, zu denken und zu erledigen habe (V)

… weil mir Sex generell zu wenig Spaß macht (V)

Das Ergebnis ermitteln

Auch hier gilt: Der Buchstabe, bei dem du die meisten Striche gesammelt hast, zeigt dir, aus welchem Grund du **momentan** vorwiegend Sex mit anderen hast. Es ist in diesem Teil des Comeback-Tests noch wahrscheinlicher als im ersten, dass in verschiedenen Bereichen ähnlich viele Striche zusammenkommen. Häufig mischen sich unsere Beweggründe: Wir können etwa sowohl Nähe als auch Aufregung beim Sex suchen. Oder mal hast du Sex, weil du denkst: »Wir sollten mal wieder«, und ein andermal hast du einfach Bock auf Sex, also auf die Körperempfindungen dabei. Kurz: Die Motivationen können variieren, auch wenn sich oft eine derzeitige Hauptmotivation herauskristallisiert.

Falls du Sex mit verschiedenen Personen hast, können auch deine Beweggründe von Person zu Person unterschiedlich sein.

Es ist okay, wenn du diesen Teil des Tests für dich allein beantwortest. Zwar ist es auch hier aufschlussreich, wenn der Mensch an deiner Seite die Fragen ebenfalls beantwortet. Allerdings erfordert das auf beiden Seiten eine gewisse Offenheit für möglicherweise etwas unbequeme Wahrheiten.

Kommen wir zur Auflösung.

S – Motivation: Soziales

Lesezeit: 1 Minute, 20 Sekunden

Menschen dieses Motivationstyps ist (wie der Name schon vermuten lässt) die soziale Dimension beim Sex sehr wichtig. Sex kann für dich etwa eine Möglichkeit sein, dir selbst zu beweisen, dass mit dir alles »stimmt«. Wahrscheinlich enttäuschst du andere Menschen ungern, oder du fürchtest, dass die Person, mit der du eine Beziehung führst, dich verlässt oder eine Affäre eingeht, wenn du nicht ihren – manchmal nur vermeintlichen – Erwartungen entsprichst. In einer Schweizer Umfrage des Dating-Portals »Parship« gaben über 54 Prozent der Menschen in langjährigen Beziehungen an, dass ihnen »die Bedürfnisse ihres Partners oder ihrer Partnerin« wichtiger sind als ihre eigenen.[19] Es kann dabei sehr gut sein, dass du (auch wenn du dich »nur« auf Sex einlässt oder ihn initiierst, weil du meinst, es wird von dir erwartet) dabei Spaß hast und »der Appetit beim Essen kommt«. Es kann aber auch sein, dass der Spaß und der Genuss für dich ganz oder weitgehend auf der Strecke bleibt, denn wenn dein

Gegenüber im Fokus steht, denkst du vielleicht gar nicht oder selten darüber nach, was *du* eigentlich möchtest. Dabei ist ein gesunder Egoismus einer der wichtigsten Knackpunkte für Freude an der Sexualität.

Gerade für Menschen eines ausgesprochenen Sozialtyps lohnt es sich darum, über Fragen nachzudenken wie: Wie würde eigentlich Sex aussehen, den ich nicht wegen eines oder einer anderen habe, sondern vor allem, weil er mir Spaß macht oder mir einfach guttut? Hatte ich früher eine andere Motivation, Sex zu haben? Hier kann es aufschlussreich sein, diesen Teil des Tests noch einmal durch die Brille deines früheren Ichs zu beantworten und zu schauen: Was hat sich eigentlich an deiner Motivation geändert? Oft erwächst aus einer solchen Reflexion die Erkenntnis: Früher fand ich Sex erfüllender, und ich hatte ihn, weil er Bock gemacht hat. Manchmal stellen Betroffene aber auch fest: Ehrlich gesagt, so richtig Spaß gemacht hat mir Sex noch nie. Sollte es dir so gehen, erfährst du in den weiteren Kapiteln, wie du diesen Spaß mit den einfachen Übungen des Lust-Micro-Trainings entweder zurückholen oder auch neu gewinnen kannst.

Zusätzlich zu den in Teil 1 des Tests empfohlenen LMT-Übungen können für ausgeprägte »Sozialtypen« folgende Übungen hilfreich sein[20]:

Selbstfürsorge & Selbstliebe D 2 und **D 3** (siehe Kapitel 43 und 44)

N – Motivation: Nähe

Lesezeit: 1 Minute, 20 Sekunden

Ist es deine Hauptmotivation für Sex, dem Menschen, den du gernhast, nah zu sein, mit ihm zu kuscheln und Hautkontakt zu haben, dann ist es absolut möglich, dass du aus dem Sex großen Genuss ziehst – und deshalb auch Lust darauf hast.

Also alles easy?

Nicht unbedingt. Denn gibt es daneben keine weiteren Motivationen, kann schnell ein Problem entstehen. Wenn nämlich etwas in dein Leben tritt, das dein Nähebedürfnis auf andere Weise stillt, indem es deine Oxytocinausschüttung anregt.

Besonders viele Frauen, die vor Kurzem ein Baby bekommen haben, stellen zum Beispiel fest, dass sie keine Lust mehr auf Sex haben. Ein Grund dafür kann sein, dass das Kind das Bedürfnis nach Nähe zu großen Teilen oder auch vollkommen erfüllt. Die Mütter brauchen dafür den Menschen, mit dem sie in einer Beziehung sind, nicht mehr. An dieser Stelle ist wichtig zu wissen: Der Wunsch nach Nähe ist im Grunde kein sexuelles, sondern ein allgemeines menschliches Bedürfnis, das auch schon Neugeborene haben.

Darüber hinaus, das ist klar, spielen im Leben von Neumamas oft noch viele weitere Faktoren eine Rolle, die häufig einen negativen Einfluss auf die Lust haben – zum Beispiel Schlaf- und Zeitmangel, Mental Load, Geburtsverletzungen oder das Gefühl, plötzlich weniger attraktiv zu sein (auf diese Punkte gehe ich im Teil V des Buches noch ein). Dennoch kann das Erfüllen des Nähebedarfs durch das Baby eine wesentliche Ursache für den Lustschwund sein.

Nicht immer ist hier eigener Nachwuchs verantwortlich: Manche Menschen bemerken auch nach der Anschaffung eines Haustieres überrascht, dass sie weniger Lust auf Paarsex haben. Das ist keineswegs merkwürdig: Auch das Streicheln eines kuscheligen Haustieres ist eine hervorragende Oxytocinquelle, also des Hormons, das Bindung entstehen lässt.

Auch Menschen des Nähetyps profitieren stark davon, ihre Erregungsfähigkeit zu trainieren, denn so erschließen sich neue, vorwiegend körperliche, nicht emotionale Motivationen, mit dem oder der oder den Liebsten Sexualität zu leben. Viele

Menschen des Nähetyps erregen sich übrigens gerne im Sinnlichkeitsmodus, den ich dir im Teil I des Tests vorgestellt habe.

A – Motivation: Aufregung

Lesezeit: 1 Minute, 50 Sekunden

Dieser Typus wird manchmal auch Don-Juan-Typ genannt, nach dem Archetypen des Frauenhelden. Natürlich beschränkt sich dieser Typus nicht nur auf Männer – es gibt auch jede Menge Donna Juanitas.

Wie der Name schon sagt, liebt dieser Motivationstyp die Aufregung. Einige Menschen dieses Typs lieben das Jagen, also das Daten und anschließende »Herumkriegen« des Objekts ihrer momentanen Begierde. Andere treiben viel Aufwand – etwa mit Sport, Diäten, Körperpflege oder Kleidung –, weil sie glauben, sie seien so attraktiver, und weil sie das Gefühl lieben, von anderen begehrt zu werden. Das gibt ihnen einen Kick. Andere suchen immer wieder nach einer neuen Verliebtheit, um daraus die nötige Aufregung zu ziehen.

Manche bringen – meist unbewusst – die Aufregung in ihre Beziehung, indem sie einen Streit vom Zaun brechen. Du hast ja schon im »Blitzlicht der Wissenschaft« im Anschluss an Kapitel 4 »Lust ist mehr als Erregung« erfahren, dass sich kurzfristiger körperlicher Stress unter bestimmten Voraussetzungen gut in erotische Anziehung verwandeln lässt. Der Versöhnungssex ist darum nicht nur ein Spruch.

Oft geht es Aufregungstypen aber gar nicht so sehr um die effektive körperliche Erregung, sondern vor allem um das Drumherum. Das ist es, was sie am Sex lieben gelernt haben, und darum das, was sie dazu motiviert. Auch Menschen, die einen Fetisch haben, zählen häufig zum Aufregungstyp. Sie genießen es, sich fertig zu machen, sich die Lackklamotten oder die Latexunterwäsche anzuziehen und die damit verbundenen aufregenden Fantasien, ob sie nun »nur« in Gedanken stattfinden oder ausgelebt werden.

Aufregungstypen erregen sich – körperlich gesehen – fast immer mit hoher körperlicher Spannung. Das hat damit zu tun, dass auch starke emotionale Aufregung normalerweise zu körperlicher Anspannung führt (das heißt aber im Umkehrschluss nicht, dass Menschen, die sich gern im Anspannungsmodus selbst befriedigen, immer auch Aufregungstypen sind).

Aufregungstypen erwarten auch häufig, dass der Mensch, mit dem sie Sex haben, auf irgendeine Art und Weise für sie aufregend sein soll. Das führt mitunter dazu, dass die eigene Unlust der anderen Person angelastet wird. Da ist dann der Gedanke: Wäre Martin oder Martina nur aufregend genug oder so aufregend wie früher, würde es doch klappen mit meiner Lust! Das kann für alle Beteiligten extrem frustrierend sein, weil es keinen Ausweg aus dem Dilemma zu geben scheint.

Zum Glück ist das ein Trugschluss. Denn je erregungsfähiger dein Körper wird, desto wahrscheinlicher wird es auch, dass dir nicht nur das Drumherum, sondern der Sex an sich viel Spaß macht und Genuss bringt. Dann wird alles andere zum Bonus, zum »Kann«, aber nicht zum »Muss«.

Lies hierzu gerne auch noch einmal die Wahrheiten »Lust muss nicht von anderen abhängen« und »Lust hat nichts mit Liebe zu tun« aus dem ersten Teil des Buches.

F – Motivation Fühlen

Lesezeit: 40 Sekunden

Mit »Fühlen« ist hier das körperliche Fühlen und Erleben gemeint. Ausgeprägte Fühltypen sind diejenigen, die nicht nur in der Selbstbefriedigung, sondern auch im gemeinsamen Sex vor allem körperliche Erregung suchen und in der Regel auch finden.

Ihre Motivation ist der Spaß, den ihnen ihr Körper bereitet und die Vorfreude – die Lust – darauf. Oft haben Menschen dieses Typs ihre Erregungsfähigkeit bereits breit ausgebaut, indem sie ihren Körper gezielt sensibilisiert und indem sie gelernt haben, Bewegung dazu zu nutzen, ihre Erregung zu steigern und zu kanalisieren. Der Fühltyp erregt sich häufig im Wellenmodus (lies dazu gern noch mal die Erklärung zu diesem Modus im ersten Teil des Tests), nutzt also viele Erregungsmöglichkeiten und kombiniert sie.

Aber auch Menschen, die sich vorwiegend in den anderen körperlichen Modi erregen, können zum Fühltyp zählen. Das ist meistens dann der Fall, wenn sie aus ihrem aktuellen Paarsex körperliche Befriedigung und Entspannung gewinnen und darum Lust darauf haben.

Fühltypen benötigen in der Regel keinen »Kick« von außen, um Lust auf Sex zu bekommen, was nicht ausschließt, dass sie auch Erregungsmöglichkeiten nutzen wie zum Beispiel Pornos, Sexspielzeug oder Massagen. Allerdings greifen sie meist zwanglos und spielerisch auf diese Elemente zurück.

V – Vermeidung statt Motivation

Lesezeit: 2 Minuten

Als Vermeidungstyp findest du keine Motive, Sex zu haben, sondern stattdessen Beweggründe, keinen zu haben. Bitte nicht missverstehen: Natürlich muss niemand ständig – oder überhaupt – Sex haben wollen. Es ist völlig okay, abstinent zu sein, wenn es dir damit gut geht. Die meisten Menschen sind außerdem zumindest hin und wieder eine »Vermeidungstype« und finden dann nachvollziehbare Gründe, um den Sex mit der Person, mit der sie eine Beziehung führen, zu umgehen. Der Klassiker ist hier die berühmte »Migräne«, aber die Erklärung kann genauso gut »zu viel zu tun« oder schlicht »keine Lust« sein.

Interessant dabei ist: Vermeidungstypen hätten in vielen Fällen gern häufiger Lust, weil sie vielleicht – zum Beispiel – auch ein Sozialtyp sind, der den Erwartungen seines Gegenübers entsprechen möchte oder weil sie ihre Beziehung gefährdet sehen, wenn sie zu selten »wollen«. Oder sie hätten zwar gern Sex, um ihr Nähebedürfnis zu stillen, aber irgendetwas hält sie ab.

Ist nämlich der Aufwand, den sie erfahrungsgemäß für ein befriedigendes oder auch »nur« angenehmes gemeinsames sexuelles Erlebnis betreiben müssen, zu hoch im Vergleich zum Ergebnis, ist also das »Kosten-Nutzen-Verhältnis« ungünstig, überwiegt die Motivation, keinen Sex zu haben, die Motivation, ihn zu haben. »Kosten« wären zum Beispiel, dass die betroffene Person nur unzuverlässig »auf Touren« kommt, die Erregung bei der kleinsten Störung flöten geht oder sie den Kopf vor lauter Stress und Mental Load für Sex nicht frei hat. Und auch Schmerzen beim Sex gehören natürlich zu den Kosten (lies hierzu auch gern noch einmal den Abschnitt »Das ökonomische Modell der Lust« im Kapitel 5 »Erregbarkeit ist trainierbar«).

Andere Vermeidungstypen warten darauf, dass sich unbändige Lust »irgendwie von selbst« einstellt, wie sie es aus der Verliebtheitsphase in rosaroter Erinnerung haben. Dahinter steckt in der Regel die (falsche) Vermutung, dass Sex keinen Spaß machen *kann*, wenn wir nicht wie von Zauberhand Lust darauf bekommen. Dass Vermeidungstypen auf den begehrten Lustfunken oft vergeblich warten, kannst du dir denken, wenn du Teil I dieses Buches gelesen hast. Denn es flauen im Laufe der Zeit nicht nur die Verliebtheitshormone ab, die uns leichter erregbar gemacht haben, und uns dadurch häufig mehr Lust, die – nur scheinbar – »von selbst« kam, beschert haben. Gerade in einer längeren Beziehung verlieren auch die Anziehungscodes (siehe »Wahrheit Nummer 2«) des Menschen, den wir täglich sehen, oft ihre Wirkung oder zumindest einen Teil ihrer Wirkung, einfach aufgrund von Gewöhnung.

Im ersten Teil hast du auch erfahren, dass Lust nur dann entsteht, wenn dir etwas so gut gefällt, dass du es immer wieder haben möchtest. Denn nur dann wird eine Aktivität mit Dopaminausschüttung belohnt, die uns dazu bringt, sie zu wiederholen. Kurz: Lust ist Vorfreude. Und wer Sex aktiv vermeidet, erwartet davon in der Regel nichts Gutes.

Verrückterweise ist das eine ziemlich gute Ausgangsposition! Denn wenn du, obwohl du keine Lust hast, Sex hast und es macht dir dann wider Erwarten Spaß – ist also besser als erwartet –, wird besonders reichlich Dopamin ausgeschüttet.[21] Und dafür, dass es dir Spaß macht, kannst du eine Menge tun – dazu kommen wir in Kürze.

So geht's weiter – dein Resümee aus dem Comeback-Test

Lesezeit: 2 Minuten, 30 Sekunden

Möglicherweise hast du im zweiten Teil des Tests eine Ahnung davon bekommen, warum du in bestimmten Situationen keine oder wenig Lust auf Sex hast. Da es sich hier um Gründe handelt, die etwas mit deinen Emotionen oder Einstellungen zu tun haben, könntest du nun auf die Idee kommen zu versuchen, diese Emotionen und Einstellungen durch Nachdenken und Willenskraft zu verändern. Hier sage ich: Stopp! Halt! So hat wahrscheinlich noch niemand seine Lust zurückgeholt!

In diesem Buch gehen wir einen komplett anderen Weg. Statt einer *Top-down-Herangehensweise* – also von der Psyche ausgehend zum Körper hin – zeige ich dir eine *Bottom-up-Strategie*, von unten nach oben: Du änderst peu à peu die Art und Weise, wie du deinen Körper sensibilisierst und bewegst. Das hat einen Dominoeffekt. Du erweiterst damit – und das führt uns zurück zum ersten Teil des Testes – zunächst deine Erregungsfähigkeit und damit die dir zur Verfügung stehenden Erregungsmodi. In der Folge ändern sich dann auch automatisch deine Fantasien, deine Einstellung zum und deine Motivation für Sex. Wieso das so ist, das hast du im ersten Teil des Buches schon gelernt, als wir in den Wahrheiten 4 bis 6 darüber gesprochen haben, wie aus Erregung Lust wird. Weil nämlich deine Sinnesrezeptoren und dein Nervensystem andere – differenziertere, intensivere und erregendere – Signale in Richtung Gehirn schicken, die dort dann neu vernetzt und bewertet werden. Kurz: Wie du deinen Körper einsetzt und mit ihm umgehst, verändert dein Gehirn. Und zwar im Idealfall so, dass es dir mehr Lust auf Sex macht.

Dass das funktioniert, sehe ich täglich in meiner Praxis: Per Bottom-up lässt sich Lustlosigkeit in vielen Fällen gut lösen, in wenigen anderen braucht es etwas mehr Vorarbeit, beispielsweise um die eigene Vergangenheit und ihre Wirkungen auf die Gegenwart besser zu verstehen. Überwiegend aber gilt, dass es wesentlich motivierender ist, direkt etwas Konkretes für mehr Lust tun zu können, als erst mal die Psyche auszuloten.

Und seit ich diese Bottom-up-Strategie in Micro-Habits verpacke, berichten meine Patientinnen und Patienten, wie easy und quasi nebenbei sie sehen, wie sich ihre Sexualität immer mehr zum Positiven verändert – und die Lust zurückkommt. Das Beste: Schon der Weg dahin macht großen Spaß!

Das möchtest du auch? Kannst du haben: Auf den nächsten Seiten erkläre ich dir, was es mit den Micro-Habits auf sich hat und wie du sie ganz einfach in deinen Alltag einbauen kannst.

Bewahre darum bitte deine Ergebnisse beider Teile des Comeback-Tests auf – unter deinem Testergebnis aus Teil 1 habe ich dir bereits die Übungen genannt, die für dich besonders relevant sind. In Teil 2 des Tests gab es – außer für die Menschen, deren Motivation zum Sex vor allem sozial begründet ist – keine weiteren Übungsempfehlungen. Dies, weil alle Motivationstypen, ebenso wie die Vermeidungstypen, sehr von den bereits im ersten Teil empfohlenen LMT-Basisübungen profitieren.

Um deine Fortschritte sichtbar zu machen, kannst du den gesamten Test ein paar Monate nach Beginn deines Lust-Micro-Trainings noch einmal machen. Du wirst staunen!

Dennoch kann es sein, dass zusätzlich zu den bereits empfohlenen Übungen weitere Übungen hilfreich sein können. Wenn du dich nämlich in einer der folgenden Situationen befindest:

- Ich habe zu manchen Zeiten meines Zyklus keine oder viel weniger Lust.
- Seit ich hormonelle Verhütungsmittel nehme, habe ich keine Lust mehr.
- Seit ich die Pille abgesetzt habe, habe ich zwar viel mehr Lust – aber keine mehr auf meinen Partner.
- Seit ich mich den Wechseljahren nähere/in den Wechseljahren bin, schwankt meine Lust stark oder nimmt ab.
- Ich habe keine Lust, weil ich meinen Körper nicht mag und/oder mich für ihn schäme.
- Ich habe keine Lust mehr, seit ich schwanger bin.
- Seit mein Baby geboren ist, habe ich weniger Lust auf Sex.
- Ich lebe in einer langjährigen Partnerschaft. Die Liebe ist noch da, aber auf Sex habe ich meistens keine Lust.

Diesen besonderen Lebenslagen widme ich mich im fünften Teil des Buches – dort findest du auch ergänzende Übungen, die du – zusätzlich zum Lust-Micro-Training – machen kannst.

Teil III

Große Lust auf kleine Gewohnheiten

Ich möchte, dass dein wunderbares Vorhaben, mehr sexuelle Lust in dein Leben zu bringen, von Erfolg gekrönt ist. Und nicht nur das: Ich will, dass du dieses Ziel mit Leichtigkeit und mit Spaß erreichst. Das ist meine Vision mit diesem Buch und tatsächlich auch der einzige Weg. Denn nur wenn dir etwas Spaß macht, wirst du Vorfreude – Lust – darauf entwickeln. Du wirst es wieder und wieder tun wollen, weil es dich nährt und satt macht.

In diesem Teil des Buches lüfte ich darum für dich das Geheimnis um die Magie der kleinen Gewohnheiten, auch Micro Habits genannt.

Zunächst erkläre ich dir, woran es liegt, dass gute Vorsätze normalerweise häufig zum Scheitern verurteilt sind. Dann geht es darum, wie du mit kleinen, in den Alltag eingebauten Gewohnheiten geschickt die Untiefen umschiffen kannst, in denen unsere Vorhaben sonst häufig auf Grund laufen.

Und dann ist es so weit: Ich stelle dir die darauf basierenden Prinzipien meines Lust-Micro-Trainings (LMT) *vor, das nur – maximal – drei Minuten deines Tages beansprucht und sich ganz easy in deine Tagesroutinen einfügt.*

Damit du auch wirklich Lust bekommst, dich um deine Lust zu kümmern!

10 Wieso »normale« gute Vorsätze selten funktionieren

Lesezeit: 3 Minuten

Hast du dir schon mal zum neuen Jahr oder nach dem Urlaub fest vorgenommen, etwas in deinem Leben zu ändern? Mehr Sport zu treiben? Dich gesünder zu ernähren? Endlich die Finanzen in den Griff zu bekommen? Abzunehmen? Regelmäßig auszumisten? Mit dem Rauchen aufzuhören?

Und dann war, oje, nach spätestens ein paar Tagen schon wieder alles beim Alten, oder du hast deinen Hintern erst gar nicht hochbekommen.

Fühlst du dich ertappt?

Damit bist du nicht allein! Selbst die besten Vorsätze sind selten dauerhaft von Erfolg gekrönt. Manchmal reicht unsere Motivation nicht mal für ein paar Tage.

Doch woran liegt das? Sind wir einfach alle zu willensschwach, und wohnen in uns gleich mehrere träge Schweinehunde, die sich jeder Veränderung grunzbellend in den Weg stellen?

Nein, keine Sorge! Mit uns ist alles in Ordnung, wir sind ganz normale Menschen. Allerdings gehen wir die gewünschten Veränderungen fast immer falsch an – nämlich so, dass unser Gehirn uns Steine in den Weg legt.

Um das anders machen zu können (unter anderem bei deinem Vorsatz, mehr Spaß und Vorfreude in dein Sexleben zu holen), ist es sehr hilfreich zu verstehen, warum Vorsätze im Normalfall so oft scheitern.

Vorsatz-Blocker Nummer 1: Wir verlassen uns auf unsere Willenskraft

Wir denken, wenn wir nur genug wollen, dann bringen wir schon die Disziplin auf, die nötigen Schritte zu tun.

So einfach ist das aber nicht.

Gerade, wenn wir viel Stress haben (und wer hat den nicht schon mal?), blockiert unser Gehirn unsere Selbstdisziplin. Das hat damit zu tun, dass Disziplin ein Ergebnis von bewussten Entscheidungen ist, die unser Gehirn im präfrontalen Cortex (hinter der Stirn) trifft. Dieser Teil des Gehirns ist aber auch dafür zuständig, Emotionen rational zu bewerten und zu entscheiden, ob und wie wir darauf reagieren. Das ist notwendig, damit wir nicht wie ein kleines Kind von unseren Emotionen überrollt werden – was nicht bedeutet, dass das nicht auch Erwachsenen passiert. Aber im Idealfall haben wir Strategien erlernt, die uns helfen, mit Emotionen umzugehen. Bei diesen Strategien ist immer der präfrontale Cortex mit von der Partie.

Da Stress höchst emotionale Fight-or-Flight-Reaktionen hervorruft, fordert er den präfrontalen Cortex enorm. Uns nach einem anstrengenden Tag dann noch bewusst dafür zu entscheiden, unseren Vorsatz, beispielsweise joggen zu gehen – oder eine kleine Übung zur Steigerung unserer Körperwahrnehmung oder Erregungsfähigkeit zu machen –, in die Tat umzusetzen, kann dann fast unmöglich erscheinen. Wir haben jetzt das Bedürfnis, uns eine kurzfristige Belohnung zu gönnen. Und wenn die neue Tätigkeit – ob nun

Joggen oder eine Übung des Lust-Micro-Trainings (LMT) – für uns (noch) nicht in die Kategorie Belohnung fällt, weil wir sie (noch) nicht als wohltuend kennengelernt haben – sie also noch nicht mit Dopamin als wiederholenswert markiert worden ist –, sinken wir wohl eher mit einem Glas Wein und einer Tüte Chips aufs Sofa.

Das von mir entwickelte LMT baut aus diesen Gründen bewusst nicht auf Selbstdisziplin und funktioniert darum auch, wenn es gerade stressig ist.

Vorsatz-Blocker Nummer 2: Wir haben keinen Plan

Was genau ist zum Beispiel gesündere Ernährung? Jeden Tag einen Apfel essen? Die Umstellung des Essens von Fast Food auf Ayurveda? Täglich fünf Portionen Gemüse? Nichts Süßes mehr?

Wenn wir uns keinen Plan machen, wie wir unser Vorhaben »gesunde Ernährung« umsetzen wollen, werden wir es wahrscheinlich auch nicht tun. Wir sind Gewohnheitstiere, und wollen wir etwas Neues in unserem Leben etablieren, gibt es noch keine Gewohnheit – also keinen Handlungsplan –, auf den das Gehirn zurückgreifen kann. Umso wichtiger ist es, detailliert zu planen. Sonst übernehmen alte Gewohnheiten automatisch das Kommando.

Haben wir uns also nicht ganz konkret beispielsweise vorgenommen (und dafür eingekauft!), morgens einen Obstsalat zu essen statt eines Toastbrots mit Marmelade, sind unsere Hände schon längst damit beschäftigt, den Toast in den Toaster zu stecken, die Butter und die Marmelade aus dem Kühlschrank zu nehmen, bevor uns – ooops! – einfällt, dass wir uns ja gesünder ernähren wollten.

Das LMT ist darum mit ganz spezifischen Übungen zu ganz bestimmten Zeiten so konkret, wie es nur möglich ist.

Vorsatz-Blocker Nummer 3: Wir nehmen uns zu viel auf einmal vor

Es gibt noch eine Schwierigkeit: Menschen, die wirklich etwas verändern möchten, konkretisieren zwar häufig ihre Vorhaben –, aber wollen dann riesige Veränderung in kürzester Zeit und überfordern sich.

Am Anfang reicht die Motivation noch, um, sagen wir, dreimal pro Woche im Fitnesscenter jeweils eine Stunde zu trainieren. Aber Motivation allein ist ein sehr unzuverlässiger Antreiber. Sie ist störanfällig, und wenn wir merken, dass wir Muskelkater vom Training haben, wird uns die Entscheidung, zum Fitnessclub zu fahren, deutlich schwerer fallen: Die Vorstellung, mit schmerzenden Armen und Beinen zu trainieren, ist wenig reizvoll. Möglicherweise haben wir inzwischen auch gemerkt, dass uns die Zeit, die wir darauf verwenden, unsere ehrgeizigen sportlichen Vorsätze umzusetzen, an anderer Stelle fehlt. Wer dreimal pro Woche im Fitnessclub trainiert, kommt unter Umständen nicht mehr dazu, Freundinnen zu treffen, sich um den Garten zu kümmern oder die Lieblingsserie zu gucken. Da ist es schnell passiert, dass wir es einfach ganz sein lassen.

Die Mosaiksteine des Lust-Micro-Trainings (LMT) sind darum kleinstmögliche Übungen, die dich auf keinen Fall überfordern und auch keine geliebten anderen Aktivitäten verdrängen.

11 Warum kleine Veränderungen so genial sind, um große Veränderung zu erzielen

Lesezeit: 3 Minuten

Bis vor noch gar nicht so langer Zeit habe ich auch damit gekämpft, meine guten Vorsätze in die Tat umzusetzen. Meine »Strategie« sah dabei meistens wie folgt aus: Ich habe mir *gesagt*, dass ich zum Beispiel nicht so viel in den sozialen Medien surfen sollte.

Hat das funktioniert?

Natürlich nicht. Sobald ich das »Pling« einer Benachrichtigung von Instagram oder Facebook hörte, habe ich erst mal meinen Account gecheckt. Nicht selten bin ich dann erst eine oder anderthalb Stunden später wieder mit schlechtem Gewissen aufgetaucht aus dem schwarzen Loch, in das ich mich habe hineinziehen lassen.

Dann bin ich zufällig über das Thema Micro Habits (auch »kleine Gewohnheiten«, »Mini-Gewohnheiten«, »Tiny Changes« oder »Tiny Habits®«)[22] gestolpert, war begeistert und habe mehrere Bücher dazu gelesen. Die Grundgedanken dahinter sind einfach.

Kleine Veränderungen akkumulieren sich

So klein eine neue Verhaltensweise auch auf den ersten Blick sein mag, wenn wir sie regelmäßig wiederholen, summieren sich die Aktionen und können enorme Veränderung bewirken. Ein paar Beispiele: Schreibst du jeden Tag nur eine halbe Seite an einem Buch, dann hast du nach zwei Jahren trotzdem ein imposantes Manuskript von 365 Seiten. Brühst du dir jedes Mal, wenn du dir bisher einen Kaffee zum Mitnehmen für drei Euro gekauft hast, selbst eine Tasse auf und legst das gesparte Geld zurück, hast du bei fünf Kaffee die Woche nach einem Jahr 780 Euro gespart. Gehst du jeden Arbeitstag zwei Kilometer, weil du pro Wegstrecke eine Station früher aus dem Bus aussteigst, macht das schon zehn Kilometer in der Woche und bei 230 Arbeitstagen unglaubliche 460 Kilometer im Jahr, etwa so viel wie von Köln nach München. So erhöhst du deine tägliche Bewegung schon beträchtlich, ohne dafür gleich ein Abo im Fitnesscenter abschließen zu müssen.

Kleine Veränderungen sind immer machbar

Neue kleine Gewohnheiten sind zwar immer ganz konkret, aber sie sind mit Absicht so winzig, dass du sie auf jeden Fall durchziehen kannst, auch wenn du maximalen Stress hast. Wenn du jeden Tag beim Zähneputzen fünf Poübungen machst oder zur Kantine ein Stockwerk läufst, statt den Aufzug zu nehmen, brauchst du dafür nur ganz wenig Willenskraft, spürst aber schnell einen Effekt. Und du brauchst natürlich auch nur ganz wenig Zeit dafür und musst nicht erst dein Leben umorganisieren, damit du das, was du tun willst, auch schaffst.

Kleine Veränderungen haben die Chance, echte Gewohnheiten zu werden

Weil kleine Veränderungen ganz einfach umzusetzen sind, bergen sie die Chance, dass daraus wirkliche Gewohnheiten werden. Du schleichst deine neue Gewohnheit peu à peu in dein Leben ein. Dadurch überforderst du dich nicht und brichst dein Projekt nicht vorzeitig ab. So werden diese neuen Verhaltensweisen zu einem festen Punkt in deinem Tagesablauf – dort hinzukommen, ist die Hauptschwierigkeit. Diese Schwelle überschreitest du mit Micro Habits aber völlig mühelos, du musst gar nicht mehr drüber nachdenken. So hat deine neue Gewohnheit die Gelegenheit, dich nach und nach von ihren Vorzügen zu überzeugen und zu etwas zu werden, was du gerne tust: Dopamin lässt grüßen!

Mir hat dieses Prinzip megagut gefallen, denn es funktioniert meiner Erfahrung nach in etlichen Bereichen super.

Ich habe meine Familie mit meiner Begeisterung bereits angesteckt: Mein Mann ist zum Beispiel dank Micro Habits viel ordentlicher geworden. Er lässt nicht mehr so viele Dinge herumliegen, und die Schränke macht er inzwischen auch zu. Mein eigener Social-Media-Konsum ist zwar noch nicht optimal, aber ich bin auf einem guten Weg. Durch kleine Veränderungen habe ich schon viel erreicht. Eine Einstellung im Handy hindert mich etwa nach acht Uhr morgens daran, bis abends Social Media zu nutzen. Natürlich kann ich das ausschalten, wenn ich will, aber der Moment des Nachdenkens, den das erfordert, bewirkt meistens, dass ich es nicht tue. Ich genieße jetzt, wie gut ich mich wieder konzentrieren kann. Falls ich dann doch mal wieder im Sog der sozialen Medien versinke – nobody is perfect –, bin ich danach nicht länger enttäuscht von mir selbst. Sondern ich freue mich, dass ich inzwischen eine Strategie habe, mit der ich insgesamt achtsamer durch den Alltag komme. Und am nächsten Tag bin ich dann umso motivierter. Außerdem *gewöhne* ich mich dank der von mir als positiv empfundenen Effekte (Dopamin!) immer mehr daran, mein Mobiltelefon weniger zur Hand zu nehmen. Eine weitere Ministrategie dabei ist, dass ich ab 22 Uhr meine WhatsApp-Nachrichten stumm schalte.

Und weil die kleinen Veränderungen so viel Power haben, habe ich mir überlegt, wie sie sich auch dafür nutzen lassen, mehr Lust ins Leben zurückzubringen. Darum habe ich das Lust-Micro-Training (LMT) entwickelt. Doch schauen wir uns erst einmal im Detail an einem alltäglichen Beispiel an, wie eine Micro Habit möglichst schnell zu einer lieb gewonnenen Gewohnheit werden kann.

Weiterlesen: Die besten Bücher zu Gewohnheiten und Micro Habits

Lesezeit: 1 Minute, 30 Sekunden

Bücher zur Macht von Gewohnheiten gibt es mittlerweile wie Sand am Meer. Ich habe viele davon gelesen, und die besten sind meiner Meinung nach die folgenden drei. Ich empfehle sie ausdrücklich, wenn du nicht »nur« deiner sexuellen Lust auf die Sprünge helfen möchtest, sondern auch andere Bereiche deines Lebens mühelos verbessern oder auch ungesunde Gewohnheiten wie das Rauchen loswerden willst:

»Die 1 %-Methode« von James Clear

Eines von Clears Gewohnheits-»Gesetzen« lautet: »Die Gewohnheit muss befriedigend sein«, und das fand ich für meine Arbeit natürlich sehr passend. Aber Scherz beiseite: Das Buch ist zu Recht ein weltweiter Bestseller. Clear erklärt verständlich, unterhaltsam und mit vielen Beispielen, wieso es besser ist, klein anzufangen und klein weiterzumachen, um Großes zu erreichen – und wie das geht. James Clear hat unter @jamesclear auch einen empfehlenswerten Instagram-Account mit – natürlich – *kleinen* Impulsen zur Verbesserung des täglichen Lebens. Auch der Newsletter, der unter jamesclear.com/3-2-1 abonnierbar ist, ist eine klare Empfehlung (Instagram und Newsletter in englischer Sprache).

»Die Tiny Habits® Methode« von Dr. Brian Jeffrey Fogg

BJ Fogg (bei dessen Namen ich immer kichern muss, ich kann einfach nichts daran ändern) ist Soziologe und hat das »Behaviour Design Lab«, das Labor für Verhaltensdesign, an der Universität Stanford gegründet. Als Wissenschaftler befasst er sich analytisch und strukturiert mit dem Etablieren neuen Verhaltens, aber kein bisschen trocken. Fogg hat mir unter anderem gut vor Augen geführt, wieso Motivation oft überbewertet wird – ein Missverständnis, das zum Scheitern so vieler guter Vorsätze führt.

»Die Macht der Gewohnheit« von Charles Duhigg

Das 2013 erstmals erschienene Buch des Journalisten und Pulitzer-Preisträgers Duhigg ist mittlerweile so etwas wie ein Klassiker, wenn es um das Verstehen menschlichen Verhaltens geht und sehr spannend zu lesen. *Aber Achtung: Es geht in diesem Buch nicht explizit um kleine Gewohnheiten, sondern um Gewohnheiten allgemein!* Ein weiteres tolles Buch Duhiggs, das sich um das Erreichen von Vorhaben und das Steigern der eigenen Produktivität auf Basis nützlicher Gewohnheiten und cleverer Zielsetzung dreht, trägt übrigens den Titel »Smarter, schneller, besser« – aber auch hier geht es eher allgemein um Gewohnheiten, nicht explizit um Micro Habits.

12 Wie dank Micro Habits aus bloßen Vorhaben stabile Gewohnheiten werden

Lesezeit: 3 Minuten, 20 Sekunden

Jedes Verhalten hängt von drei Komponenten ab, nämlich dem Zusammenspiel der Faktoren *Motivation, Umsetzbarkeit* und *Auslöser*. Motivation bedeutet: Du möchtest etwas Bestimmtes erreichen oder tun, aus welchen Gründen auch immer. Ist die Motivation hoch und das Vorhaben leicht umzusetzen und kommt dann auch noch ein Auslöser hinzu, der uns wie ein Weckruf daran erinnert, dann ist die Wahrscheinlichkeit hoch, dass wir unserem Plan auch tatsächlich Folge leisten. Geschieht das regelmäßig, weil uns das Ganze Spaß macht oder guttut, wird daraus eine Gewohnheit.

Gehörst du etwa – wie ich – zu den Leuten, die morgens zum Wachwerden unbedingt eine Tasse Kaffee brauchen, ist deine *Motivation*, direkt nach dem Aufstehen eine zu trinken, sehr hoch. Wenn du deine Füße aus dem Bett schwingst, ist das für dich möglicherweise schon der *Auslöser*, in die Küche zu tappen, die Kaffeemaschine zu befüllen und anzuschalten. Die *Umsetzbarkeit* ist ebenfalls hoch, weil du vermutlich – wie ich – dafür sorgst, dass du immer genug Kaffee im Haus hast. Und sollte das mal nicht der Fall sein, hat deine Motivation weiterhin Power und du findest Wege, dir trotzdem deinen Morgenkaffee zu organisieren. Vielleicht gehst du noch im

Nachthemd zur Nachbarin rüber und borgst dir Kaffeepulver. Vielleicht beeilst du dich besonders, zur Arbeit zu kommen, weil es dort auch Kaffee gibt. Alles in allem ist der morgendliche Kaffeegenuss für die meisten Kaffeefreunde eine sehr stabile Gewohnheit, die nur sehr schwer zu erschüttern ist: Der Verhaltensantreiber Dopamin sorgt schon dafür, dass der Koffeinkick nicht vergessen wird.

Eine Freundin von mir liebt zwar auch ihren Morgenkaffee, aber sie hat sich seit einiger Zeit angewöhnt, noch davor Yoga zu machen. Dazu geraten hatte ihr ihre Physiotherapeutin, weil die Freundin immer wieder unter schmerzhaften Verspannungen litt. Anfangs fiel ihr das nicht leicht – vor allem, weil ihr der Kaffee fehlte –, und sie hat ihr Vorhaben im schlaftrunkenen Zustand schlicht immer wieder vergessen. Bis sie auf die Idee kam, ihre Yogaklamotten abends neben dem Bett bereitzulegen. So fällt ihr Blick morgens als Erstes darauf. Das fungiert für sie als zuverlässiger Auslöser, ab da läuft alles automatisch. Ohne weiter darüber nachzudenken, zieht sie ihre Sachen an. Dass sie aber nun schon ihr Yoga-Outfit trägt, erinnert sie – als weiterer Auslöser – an ihr Vorhaben, wenn sie nach dem Aufstehen zunächst verschlafen ins Badezimmer schlurft. Vergessen ausgeschlossen. Also entrollt sie danach ihre Matte.

Das ist aber noch nicht alles. Sie hat ihre neue Routine intuitiv nach dem Micro-Habits-Prinzip ganz klein angefangen – lustigerweise (noch) ohne das Konzept zu kennen. Sie hat sich auf Youtube ein Video mit 5-Minuten-Yoga rausgesucht und erst mal immer nur das geübt (wenn es 3-Minuten-Videos gegeben hätte, wäre wohl auch das ausreichend gewesen). Nachdem sie die Übungen auswendig kannte, suchte sie sich ein neues 5-Minuten-Video. Langsam fing die Sache an, ihr Spaß zu machen. Dass ihre Verspannungen sich besserten – ihre ursprüngliche eigentliche Motivation –, wurde zur Nebensache. Als sie am Wochenende mehr Zeit hatte, wollte sie mal einen längeren Flow ausprobieren und hat sich ein 10-Minuten-Video vorgenommen.

In diesem Beispiel war die Motivation zunächst schwankend, aber weil die Freundin für sich einen zuverlässigen Auslöser bei sehr guter Umsetzbarkeit gefunden hatte, war es möglich, dass sie sich morgendliches Yoga als neue Gewohnheit angeeignet hat. Auf diese Weise konnte sie dessen Vorzüge kennen und schätzen lernen. Mittlerweile, so sagt sie, sei es ihr ein körperliches Bedürfnis, morgens als erstes Yoga zu machen. Kommt sie aus irgendwelchen Gründen nicht dazu, fehlt ihr etwas. Nicht immer eine ganze Sequenz, manchmal nur ein paar Minuten, aber manchmal sogar eine volle Stunde – je nachdem, wie viel Zeit sie hat. Aber das Wichtige ist: Sie macht Yoga.

Nicht (mehr), weil sie es soll, sondern weil sie *Lust* darauf hat.

Wie Micro Habits meine Arbeit revolutioniert haben

Meinen Patientinnen und Patienten ging es früher oft ähnlich: So wie die Physiotherapeutin meiner Freundin Yoga empfohlen hat, kam es oft vor, dass ich einer Patientin Übungen gegen ihre Erregungsschwierigkeiten ans Herz gelegt habe. Wir sprechen hier nicht von irgendwelchen Übungen. Sondern von bewährten Übungen, von denen ich genau weiß, dass sie wunderbar funktionieren. Die einzige Bedingung: Sie sollten regelmäßig trainiert werden. Doch wenn ich dann nach einer Weile nachgefragt habe, wie es läuft, bekam ich Antworten wie diese: »Frau Schiftan, ich würde ja gerne, aber ich habe da einfach keine Zeit für.« Oder: »Ach, ich vergesse diese Übungen immer. Ich habe so viel anderes, an das ich denken muss.« Oder: »Mir kommt das seltsam vor, mich so lange zu streicheln.«

Das war ziemlich frustrierend.

Vor allem für die Betroffenen, die sich oft auch noch mit einem schlechten Gewissen wegen ihrer vermeintlichen Disziplinlosigkeit herumschlugen, aber auch für mich, weil die Therapie dann ohne Fortschritte vor sich hin dümpelte.

Bis ich die Micro Habits entdeckte – ein Aha-Erlebnis. Ich fing an, die Übungen in winzige Häppchen zu zerlegen – in noch viel kleinere als fünf Minuten. Und ich begann damit, meinen Patientinnen und Patienten zu zeigen, wie sie diese Häppchen zu automatischen Bestandteilen ihres Tagesablaufs machen können.

Auch das war eigentlich nur eine ganz kleine Veränderung in meiner Therapie. Aber eine, die in meiner Praxis eine kleine Revolution ausgelöst hat. Plötzlich klappte die Therapie für viele deutlich besser, und ich bekam begeistertes Feedback.

13 Wie das Lust-Micro-Training (LMT) funktioniert (und warum du mit nur 10 Sekunden startest)

Lesezeit: 3 Minuten

Im Yoga-Beispiel im vorigen Kapitel hast du gesehen, wie aus einem zunächst noch etwas unbequemen Vorhaben eine neue geschätzte und bereichernde Gewohnheit wird.

Aber wie funktioniert das, wenn du deine Erregungsfähigkeit und deine Lust steigern möchtest?

Im Grunde ganz genauso!

Dass du grundsätzlich *Motivation* mitbringst, mehr Lust und Spaß am Sex in dein Leben zu holen, beweist du bereits damit, dass du diese Zeilen liest. Das ist sozusagen der Wegweiser deines Vorhabens, der anzeigt: Da will ich hin! Allerdings musst du jetzt noch losgehen – und du hast schon erfahren, dass Motivation ein recht wankelmütiges Ding ist. Wenn sie einen schlechten Tag hat, kann sie dich schmählich im Stich lassen. Das macht aber nichts, denn das Lust-Micro-Training hat noch das verlässliche Zugpferd *Auslöser* im Stall, falls die Motivation mal verpennt. Und damit auch wirklich nichts schiefgehen kann, haben wir noch ein zauberhaftes Einhorn im Team, das deine neue Gewohnheit mit dem Glitzer namens *Belohnung* bestäubt – so kann das Dopamin von Anfang an sprudeln.

Der Ablauf ist immer der gleiche. Ich stelle ihn als »Spickzettel« in Kurzform auch noch einmal dem Übungsteil voran, du musst dir also nicht jetzt alles merken:

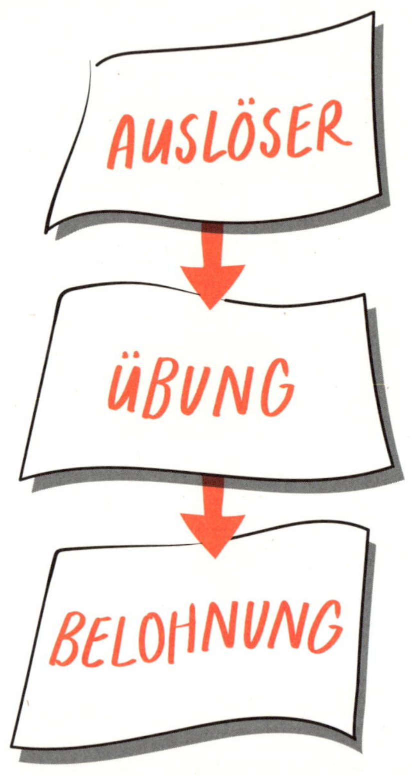

Du legst eine Übung fest.

Anhand deines Comeback-Testergebnisses habe ich dir bereits einige LMT-Übungen vorgeschlagen, die besonders geeignet sind, deine persönliche Erregungsfähigkeit zu erweitern. Am einfachsten ist es, wenn du mit der ersten genannten Übung beginnst, auch wenn du im Prinzip genauso mit einer anderen Übung aus demselben Abschnitt (Abschnitt A,

B oder C) anfangen kannst. Jede Übung wird – wenn sie regelmäßig trainiert wird – zuverlässig dein Erregungspotenzial steigern. Weil dadurch der Sex leichter und schöner wird, wirst du auch mehr Vorfreude darauf entwickeln. Im Klartext: mehr Lust.

Du legst einen Auslöser fest.

Das Geheimnis des Funktionierens der LMT-Übungen ist einerseits ihre Winzigkeit – und andererseits ihre Kopplung an eine bereits bestehende feste Gewohnheit im Tagesablauf. Letztere fungiert als Auslöser. Im Yoga-Beispiel war das die Kopplung des morgendlichen Aufstehens mit dem Anziehen der Yoga-Kleidung. Im nächsten Kapitel gehe ich genauer auf das Thema Auslöser ein und gebe dir viele Beispiele. Manche Auslöser und Übungen passen nämlich besser zusammen als andere, oder anders gesagt: Der geeignete Auslöser sorgt für gute Umsetzbarkeit. Zum Beispiel gibt es einige Übungen, bei denen du nackt sein solltest, die lassen sich zwar sehr gut beim Duschen, aber nicht so gut im Auto an der roten Ampel üben, reine Bewegungsübungen – wie beispielsweise die Beckenschaukel (Übung C 2) – kannst du dabei hingegen wunderbar trainieren.

Du fängst mit der kleinstmöglichen Einheit zu üben an.

Das ist bei meinen LMT-Übungen anfangs nicht mehr als eine 10-Sekunden-Einheit. Du hast richtig gelesen: zehn Sekunden! Diese winzige Einheit dient zunächst vor allem dazu, einen Platz in deinem Tagesablauf zu reservieren, macht dich aber darüber hinaus bereits mit der Übung vertraut. In zehn Sekunden hat mehr Platz, als du vielleicht denkst! Und: Zehn Sekunden hat nun wirklich jeder Mensch, selbst im allerstressigsten Alltag.

Du belohnst dich unmittelbar nach dem Durchführen der Übung.

Die Forschung ist hier eindeutig: Verhaltensweisen werden durch damit verknüpfte positive Emotionen schneller Gewohnheiten. Dieser Aspekt ist extrem wichtig, und darum werde ich auch ihm noch ein eigenes Mini-Kapitel widmen. Es ist nämlich so: Wenn du einmal die Vorzüge deiner neuen Gewohnheit kennen- und lieben gelernt hast, kann die Tätigkeit selbst dich begeistern. Passionierte Läufer spüren zum Beispiel einen inneren Drang, ihre Joggingschuhe zu schnüren und loszulaufen. Das war in der Regel aber noch nicht so, als sie mit ihrem Lauftraining begonnen haben. Darum brauchen wir unsere Belohnung. Wenn du die neue Verhaltensweise sofort nach dem Durchführen mit Jubel oder einer kleinen Belohnung kombinierst, markiert dein Gehirn die Routine von Anfang an mit Dopamin.

Das war bereits das Grundmuster. Wenn du dir einmal angewöhnt hast, deine LMT-Übung für zehn Sekunden in deinen Tag einzubauen, beispielsweise nach dem Aufwachen oder nach dem Zähneputzen – beides übrigens wunderbare Auslösemomente –, kannst du sie bald steigern.

Du erweiterst die Übung auf 30 Sekunden.

Und dann immer wieder in 30-Sekunden-Sprüngen, bis du bei drei Minuten angelangt bist. Drei Minuten ist die maximale Einheit der LMT-Übungen. Wenn du so eine Übung täglich machst, wirst du bald einen deutlichen Effekt spüren. Das bedeutet, die Übung wirkt. Du bist bereits stärker sensibilisiert, oder du hast eine neue Bewegungsabfolge gelernt. Wenn du unbedingt möchtest, darfst du natürlich auch mehr machen, aber notwendig ist das nicht. Hast du einmal wirklich sehr wenig Zeit und nicht mal drei Minuten übrig, hast du immer die Möglichkeit, eine kürzere Einheit zu üben. Übrigens: Das, was du mit dem Gelernten beim Sex auslösen kannst – etwa, dass sich die Erregung im ganzen Körper ausbreiten lässt –, ist natürlich nicht auf drei Minuten begrenzt.

Eine Folgeübung wählen.

Ist dir die erste Übung in Fleisch und Blut übergegangen, kannst du die nächste Übung wählen. Die koppelst du entweder statt der vorherigen an den bereits festgelegten Auslöser in deinem Tagesablauf – oder du suchst dir einen weiteren Auslöser.

Das war es auch schon. Mit minimalem Zeitaufwand kannst du so dein sexuelles Erleben maximieren. Doch nun lass uns einen etwas ausführlicheren Blick auf die so wichtigen Auslöser werfen.

14 Auf los geht's los: So findest du deinen perfekten Auslöser fürs Lust-Micro-Training (LMT)

Lesezeit: 3 Minuten

Jede stabile Gewohnheit hat einen stabilen Auslöser. Er ist dein Weckruf, um die Handlung zu starten. Auch um dein Lust-Micro-Training umzusetzen, brauchst du so einen zuverlässigen Auslöser. Denn wenn du deinen »Alarm« überhörst, taugt er nichts, darum ist es sehr wichtig, sich vorab ein paar Gedanken darüber zu machen.

Apropos Alarm: Du könntest jetzt zum Beispiel den Einfall haben, einen Alarm auf deinem Handy einzurichten. Wenn es klingelt, ist es Zeit, deine Übung zu machen. Das ist meiner Erfahrung nach aber keine so gute Idee.

Zugegeben, für manche Menschen, vor allem die ohnehin eher disziplinierten (also etwa die, die auch am Morgen beim ersten Weckerklingeln aus dem Bett springen), kann das tatsächlich funktionieren. Gehörst du nicht zu diesen Vorbildlichen, wirst du vermutlich den Alarm gleich ganz ausstellen – zumindest, wenn dir die Übung gerade nicht so in den Kram passt. Und: Die Wahrscheinlichkeit, dass dich das Gebimmel nervt, ist ziemlich hoch. Selbst wenn du dich jetzt zum Üben aufraffst, mit einer großzügigen Dopaminspende deines Gehirns, die die neue Gewohnheit als wiederholenswert einstuft, kannst du hier nicht rechnen. Doch das brauchst du unbedingt, damit deine neue Trainingsgewohnheit dauerhaft wird.

Viel erfolgversprechender ist es, deine Übung an etwas zu koppeln, was du sowieso täglich tust. Bestehende Gewohnheiten sind wesentlich sympathischere und unaufdringlichere Auslöseimpulse als ein echtes schrilles Weckerklingeln. Damit diese zuverlässig wirken können, musst du genau den Augenblick der bestehenden Routine identifizieren, an den du deine LMT-Übung unmittelbar anhängen willst. Denn nicht die gesamte Routine, sondern nur dieser Moment ist dein Auslöser.

Klingt kompliziert?

Ist es nicht.

Ein paar Beispiele für »Anhäng-Momente«, die Auslöser werden können. Ich nenne hier absichtlich schon Momente, die sich oft gut als Auslöser für die LMT-Übungen eignen. Ich fange mal mit üblichen Morgenroutinen an:

Aufwachen: Du schlägst die Augen auf.

Aufstehen I: Deine Füße berühren den Boden vor dem Bett.

Aufstehen II: Du hast dich aus dem Bett erhoben.

Zähneputzen I: Du hast dir die Zahnbürste in den Mund gesteckt (falls du deine Übung während des Zähneputzens machen willst, was bei einigen Übungen funktioniert).

Zähneputzen II: Du trocknest dir deinen Mund am Handtuch ab (falls du deine Übung nach dem Zähneputzen machen möchtest).

Duschen I: Du hast das Wasser eingeschaltet und auf eine angenehme Temperatur eingestellt (falls du deine Übung unter der Dusche machen willst).

Duschen II: Du hast dich abgetrocknet (falls du deine Übung nach dem Duschen einbauen willst).

Eincremen I: Du hast Körperöl in deine Hand gegeben

(falls du das Eincremen mit einer Übung verbinden willst – einige eignen sich dafür).

Eincremen II: Du hast dich komplett eingecremt (falls du nach dem Eincremen üben möchtest).

Auch Abendroutinen eignen sich gut (die Badezimmerroutinen wiederhole ich hier jetzt nicht):

Fertig machen zum Ins-Bett-Gehen I: Du hast dich ausgezogen.

Fertig machen zum Ins-Bett-Gehen II: Du hast deine Schlafkleidung angezogen.

Ins-Bett-Gehen I: Du hast dich hingelegt.

Ins-Bett-Gehen II: Du hast die Lampe auf deinem Nachttisch angeknipst.

Ins-Bett-Gehen III: Du hast die Lampe auf deinem Nachttisch ausgeknipst.

Aber auch alle anderen, möglichst täglichen, Gewohnheiten können sich potenziell eignen, um damit neue Routinen zu koppeln: das Weglegen des Füllers nach dem Schreiben ins Tagebuch, der Augenblick nach dem Meditieren, wenn du noch entspannt auf der Matte sitzt, der Moment, wenn du nach dem Joggen deine Waden gestretcht hast, das Weglegen der Fernbedienung, wenn du eine Folge deiner Lieblingsserie geschaut hast, das Verlassen des Kinderzimmers, nachdem dein Kind eingeschlafen ist …

Nicht optimal geeignet sind dagegen Tätigkeiten, die du nur in unregelmäßigem Rhythmus ausübst. Bei mir wären das zum Beispiel Baden, meine Mani- und Pediküre und das Haarewaschen. Auch Routinen aus deinem Arbeitsalltag – etwa das An- oder Ausschalten des Computers – sind nicht ganz so gute Auslöser, weil sie sehr wahrscheinlich am Wochenende oder im Urlaub wegfallen.

Ich denke, du verstehst das Prinzip.

Im Übungsteil werde ich dir noch geeignete Auslöser vorschlagen, aber du darfst natürlich auch andere wählen. Wichtig ist einzig und allein, dass das Üben sich geschmeidig in deinen Tag einfügt.

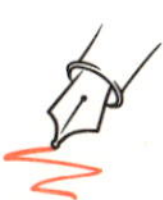

Zur Vorbereitung nimm dir doch bitte einmal Zettel und Stift, und schreibe alle deine festen täglichen Gewohnheiten auf. Als Liste, von morgens bis abends. So schärfst du einerseits dein Bewusstsein für die Augenblicke, in denen du neue Gewohnheiten in deinen Tagesablauf einfügen kannst. Andererseits hast du ganz praktisch bereits eine Aufstellung, in die du die erste Übung nur noch einzufügen brauchst.

15 Der krönende Abschluss: Warum du jedes Lust-Micro-Training sofort zelebrieren solltest

Lesezeit: 3 Minuten

Du hast vermutlich schon einmal gehört, dass eine neue Gewohnheit automatisch entsteht, wenn du sie regelmäßig nur oft genug wiederholst.

Das stimmt so aber nicht.

Sonst würden Menschen, die, sagen wir, einen Monat lang eine Kohlsuppendiät gemacht haben, bis an ihr Lebensende den unwiderstehlichen Drang verspüren, täglich Kohlsuppe zu verspeisen.

Wiederholung und Regelmäßigkeit sind zwar wichtig, aber es gibt noch eine entscheidende Zutat. Du ahnst es anhand meiner Beispiele schon: eine positive Emotion, die mit der neuen Routine verbunden sein muss. In der Psychologie spricht man dabei von einem positiven Verstärker – im Grunde ist das nichts als eine andere Bezeichnung dafür, dass eine angenehme Verhaltensweise durch Dopaminausschüttung als wiederholenswert eingestuft wird.

Wenn sich also eine neue Verhaltensweise gut anfühlt und sie außerdem problemlos umsetzbar ist, kann daraus nicht erst nach etlichen Wiederholungen, sondern sehr schnell eine neue Gewohnheit werden. Das Problem dabei ist, dass nicht jedes erwünschte neue Verhalten von Anfang an Feuerwerke positiver Emotionen auslöst. Auch die LMT-Übungen können sich zu Beginn ein bisschen ungewohnt anfühlen. Oder anders gesagt: Dass sie langfristig dein Erregungspotenzial und dein sexuelles Erleben absolut bereichern, ist am Anfang – also bevor die Übungen nach und nach ihre Wirkung entfalten – noch nicht so offenbar.

Ein Dilemma?

Ja, aber eines, das sich leicht lösen lässt. Denn du kannst die positive Emotion ganz einfach mit deinem Training verknüpfen. Nämlich, indem du direkt danach zelebrierst und dich dafür feierst, dass du dein Training absolviert hast. Dazu musst du keine Party schmeißen. Es reicht schon eine kleine Geste oder eine Belohnung, die dir ein gutes Gefühl macht.

Ein paar Vorschläge:

- Klopfe dir selbst auf die Schulter, lächle und sage: »Gut gemacht!«
- Reiße die Arme in die Höhe wie eine Goldmedaillengewinnerin auf dem Siegertreppchen und jubele: »I did it!« Das fühlt sich vielleicht im ersten Moment albern an, wirkt aber über das bereits erwähnte Body Feedback. Die Arme hochzureißen, gehört zu den sogenannten Power Poses, die ein gutes Gefühl machen.
- Iss ein Stückchen deiner Lieblingsschokolade (das funktioniert allerdings nur, wenn du nicht ohnehin Schokolade tafelweise vertilgst, denn dann ist das Stückchen ja nichts Besonderes mehr).
- Mach die »Becker-Faust«. Falls dir das kein Begriff ist: Der Tennisspieler Boris Becker wurde in den Achtzigerjahren als jüngster Wimbledon-Sieger bekannt – und für seine Art, gelungene Aktionen auf dem Platz zu feiern: mit (mindestens) einer zusammengeballten Faust bei angewinkeltem Arm. Die Becker-Faust ist auch eine Power Pose.

- Höre, singe oder summe ein paar Takte eines Songs, der dir immer supergute Laune macht. Bei mir wäre das zum Beispiel Justin Timberlakes *Can't Stop the Feeling* oder Pharrell Williams' *Happy*. Wenn du Zeit hast, kannst du natürlich auch den ganzen Song anhören.
- Singe, frei nach Queen, »I am the champion«.
- Schau dir auf Instagram oder TikTok ein Katzenvideo an oder was dir sonst so gut gefällt (Warnung: Wenn du, wie ich, schnell im Social-Media-Strudel versinkst, vergiss dieses Beispiel besser. Aber wenn du das Handy danach gut weglegen kannst: Go for it!)
- Führe einen Freudentanz auf, oder drehe eine Pirouette.
- Male ein Smiley auf einen Notizblock, und lächle zurück.
- Sage laut: »Juhu, geschafft!«
- Nimm die LMT-Übung in deine To-do-Liste für den Tag auf, und hake sie nach dem Üben mit einem befriedigten »Erledigt!« ab.
- Gib deinem Spiegelbild ein High Five.

Die Liste meiner Vorschläge ist selbstverständlich unvollständig, und du wirst vermutlich auch nicht mit jedem Vorschlag ein positives Gefühl verbinden. Probiere einfach einige Gesten oder Belohnungen aus, und horche in dich hinein, wie sie sich für dich anfühlen. Vielleicht hast du bereits ein ganz eigenes Belohnungsritual? Hier gilt es zu überlegen und auch ein wenig zu experimentieren.

Du kannst auch probieren, deine zu etablierende neue Gewohnheit zwischen deinen Auslöser und eine bereits bestehende geliebte Routine zu »klemmen« – so wie die Freundin, die mit ihrem Morgenkaffee wartet, bis sie Yoga gemacht hat. Dadurch wird die Tasse Kaffee zur Belohnung dafür, dass sie es wieder auf die Yogamatte geschafft hat. Das funktioniert allerdings nicht für jeden Menschen. Die Gefahr dabei ist, dass der Verstand querschießt, weil er mosert: Das machst du doch sowieso! Es ist also sicherer, nach dem vorhin beschriebenen Muster, deiner LMT-Übung ein kleines positives Ritual folgen zu lassen.

Übrigens: Du darfst dich natürlich gerne für einen Monat kontinuierlichen LMT-Trainings beispielsweise mit einem Tag im Spa »belohnen«, aber für das Etablieren einer neuen Gewohnheit spielt ein solcher Anreiz keine Rolle. Die Belohnung, die die positive Emotion hervorruft, muss zwingend *direkt* nach der Übung erfolgen, denn sonst verknüpft dein Gehirn sie nicht mit der neuen Verhaltensweise. Das stellst du mit den vorgeschlagenen Mini-Ritualen sicher.

Blitzlicht der Wissenschaft: Die Power des positiven Schlussakkords

Lesezeit: 1 Minute, 20 Sekunden

Der berühmte Psychologe und Nobelpreisträger Daniel Kahneman hat die transformierende Kraft des positiven Abschlusses einer Handlung erforscht.

In einem Experiment wurden Menschen, die sich einer Darmspiegelung unterziehen mussten, in zwei Gruppen eingeteilt. In der ersten Gruppe wurde eine normale Darmspiegelung gemacht, die meistens ein kleines bisschen schmerzhaft ist. Die Untersuchung in der anderen Gruppe begann ebenfalls mit einer herkömmlichen Darmspiegelung, aber statt die Untersuchung schnellstmöglich zu beenden, wurde die Untersuchungssonde noch drei zusätzliche Minuten im Darm belassen. In dieser Zeit wurde die Sonde nicht mehr bewegt, verursachte also auch keine Schmerzen mehr. So bekam die Untersuchung einen angenehmeren Abschluss, auch wenn sie länger dauerte.

Als die Probanden anschließend zu ihren Erfahrungen befragt wurden, beurteilte die zweite Gruppe die Prozedur als weniger unangenehm und zeigte sich auch gegenüber weiteren Untersuchungen weniger abgeneigt.

Dieses Ergebnis ist ein Beispiel für die sogenannte Peak-End-Rule. Sie besagt, dass wir von einem Ereignis den intensivsten Moment, den Peak, in Erinnerung behalten, aber immer auch das Ende. Ist der »Schlussakkord« positiv, wird das gesamte Ereignis gleich positiver bewertet, selbst wenn der Peak nicht so prickelnd war – das zeigt das Darmspiegelungs-Experiment. Ist das Ende unangenehm, kann das selbst ein ansonsten eigentlich gelungenes Erlebnis trüben: Mündet ein Familientreffen in Streit, zählt der Spaß beim vorherigen gemeinsamen Monopoly-Spielen gleich nicht mehr so viel.

Die Peak-End-Rule gilt auch für den Sex. Ist deine Selbstbefriedigung oder der Sex mit jemand anderem von einem Orgasmus gekrönt, wirst du dein Erleben vermutlich als positiv einstufen – hier treffen der Peak und ein angenehmes Ende sogar zusammen. Suchst du beim gemeinsamen Sex vor allem Nähe und keinen Orgasmus, wird es dir vermutlich einen leichten Stich geben, wenn der Mensch an deiner Seite nach seinem oder ihrem Höhepunkt sofort aufspringt, statt zu kuscheln. Und das auch dann, wenn du den Sex grundsätzlich schön fandest. In so einem Fall profitierst du davon, wenn du dir mehr Möglichkeiten erschließt, aus dem Sex für dich auch körperlich und nicht nur emotional etwas Positives zu ziehen.

Teil IV

Spice up your sex life. Das ABC des täglichen Lust-Micro-Training (LMT)

Kommen wir zum Herzstück dieses Buches: den LMT-Übungen. Dieser Teil ist – sozusagen – das praktische Gärtnerhandbuch für den Baum deiner Sexualität. Letzterer braucht zum Gedeihen zwar regelmäßige Pflege, die aber glücklicherweise nicht viel Zeit und Mühe beanspruchen muss (was natürlich umgekehrt nicht bedeutet, dass du den Sex nicht auch ausgiebig zelebrieren und darin schwelgen kannst).

Tatsächlich braucht dein Sexualitäts-Baum nur wenige Minuten Aufmerksamkeit täglich, damit er Früchte der Lust tragen kann. Mit den LMT-Übungen gelingt das ganz nebenbei und nahezu mühelos. Warum diese bewusst als Micro Habits konzipierten Übungen so gut wirken und das Potenzial haben, dein Sexleben zu revolutionieren, habe ich dir im vorigen Teil des Buches erklärt. Wie du sie in deinen Tagesablauf einbaust, ebenfalls. Dort kannst du also immer nachschlagen, falls du noch einmal genauer wissen möchtest, warum kleine kontinuierliche Veränderung in den meisten Fällen große Vorsätze, die viel auf einmal wollen, so effektiv aussticht.

Die Übungen, die du auf den folgenden Seiten kennenlernen wirst, sind aufgeteilt in drei große Teilgebiete, nämlich:

***A** Übungen zur Sensibilisierung deines Genitals*

B *Übungen, die dich allgemein mehr in Bewegung bringen, damit du lernst, Erregung großflächig im Körper zu verteilen*
C *Übungen mit dem Fokus auf dem Beckenboden, die dich deine Erregung steuern und kanalisieren lassen*

Diesem ABC voran steht der angekündigte »Spickzettel«: eine Kurzanleitung, wie du die Übungen in deinen Tagesablauf einbauen kannst und die sich auf sämtliche Übungen anwenden lässt. Außerdem gibt es ein FAQ mit Fragen zum LMT, die mir in meiner Praxis immer wieder begegnen.

Nach dem Übungsteil geht es in Teil V des Buches um konkrete Lebenssituationen, die für die Sexualität manchmal besondere Herausforderung bereithalten – von einer langjährigen Partnerschaft über besonders stressige Phasen bis hin zu hormonellen Umbruchzeiten. Dort findest du neben fundiertem Expertenwissen – nicht nur von mir – besondere Übungen, die in den genannten Lagen das ABC der Basisübungen perfekt ergänzen.

Doch bevor wir mit dem Lust-Micro-Training loslegen, noch ein wichtiger Hinweis: Egal, was ich schreibe oder vorschlage, mach immer nur das, was dein Körper zulässt. Du solltest dich immer dabei wohlfühlen, Schmerzen sind ein No-Go! Gehe immer nur so weit, wie dein Körper oder dein Geist es dir in diesem Moment erlaubt, wie weit deine Ressourcen in diesem Moment bereits verfügbar sind. Probiere dich hier gerne Schritt für Schritt aus und schaue, was möglich ist, aber überschreite deine Grenzen nicht.

Wichtig: Solltest du in der Vergangenheit Opfer sexueller oder anderer körperlicher und emotionaler Übergriffe geworden sein, kläre bitte zunächst mit der für deine Therapie betrauten Person, ob du die Übungen wie beschrieben durchführen kannst oder ob Einschränkungen notwendig sind. Solltest du bisher nicht in Therapie sein, wäre dies ein guter Zeitpunkt, damit zu beginnen.

16 Dein »Spickzettel« fürs Lust-Micro-Training: Der Übungsplan auf einen Blick

Lesezeit: 3 Minuten

Hier kommt der »Spickzettel« für die einzelnen Schritte deines persönlichen Übungsplans (die ausführliche Version mit Erläuterungen findest du in den Kapiteln 13 bis 15 im Teil III):

1. Eine LMT-Übung festlegen

Ich empfehle dir, hier dem Trainingsplan zu folgen, den ich dir auf Basis deines Comeback-Testergebnisses vorgeschlagen habe, der je nach Typ leicht variieren kann (siehe hierzu auch Kapitel acht und neun). Falls du den Test nicht gemacht hast (zum Beispiel, weil du keine Selbstbefriedigungserfahrung hast), kannst du auch einfach vorne mit Übung A 1 anfangen und dich durch den gesamten Plan der A-, B- und C-Übungen durcharbeiten.

2. Auslöser festlegen

Bestimme, an welche deiner bestehenden festen Gewohnheiten du die Übung deiner Wahl ankoppeln möchtest (Vorschläge findest du in Kapitel 14).

1. EINE LMT-ÜBUNG FESTLEGEN

2. AUSLÖSER FESTLEGEN

3. MIT DER KLEINSTMÖGLICHEN EINHEIT ANFANGEN

4. BELOHNE DICH UNMITTELBAR NACH DEM DURCHFÜHREN DER ÜBUNG

5. DEHNE DIE ÜBUNG VON 10 AUF 30 SEKUNDEN AUS

6. ERHÖHE DEN ÜBUNGSUMFANG IN 30-SEKUNDEN-SCHRITTEN (ZUM BEISPIEL IM WOCHENRHYTHMUS)

7. EINE FOLGEÜBUNG FESTLEGEN

3. Mit der kleinstmöglichen Einheit anfangen

Beginne damit, die Übung täglich zehn Sekunden im Anschluss an den Auslöser zu üben.

4. Belohne dich unmittelbar nach dem Durchführen der Übung.

Dieser Punkt ist extrem wichtig! Wenn du ihn auslässt, gefährdest du deinen Übungserfolg! Vorschläge hierzu findest du ebenfalls in Kapitel 14.

Nach einer Woche – oder wenn du dich bereit dafür fühlst – ist es Zeit für die erste Steigerung.

5. Dehne die Übung von 10 auf 30 Sekunden aus.

6. Erhöhe den Übungsumfang in 30-Sekunden-Schritten (zum Beispiel im Wochenrhythmus).

Beim Wochenrhythmus übst du in jeder weiteren Woche also täglich 30 Sekunden mehr, bis du bei maximal drei Minuten täglich angelangt bist. So bist du nach sieben Wochen beim Maximum angekommen. Der Wochenrhythmus ist nur ein Vorschlag, du darfst auch schneller oder langsamer zur nächsten Stufe wechseln (siehe auch die FAQs im nächsten Kapitel).

Tipp: Das Übungsjournal

Lesezeit: 30 Sekunden

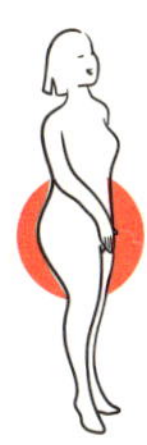

Ich empfehle dir sehr die Anschaffung eines Übungsjournals, also eines – zunächst – leeren Notizbuches. Dort beginnst du damit, den ersten Übungsablauf wie folgt zu notieren:

Sobald ich … [Auslöser], mache ich die Übung … Danach belohne ich mich direkt mit …

Darunter notierst du als Liste untereinander: 10 Sek., 30 Sek., 1 Min., 1,5 Minuten, 2 Min., 2,5 Min. und 3 Min.

Seitlich neben den Zeitangaben kannst du in Form einer Strichliste festhalten, wie weit du schon gekommen bist. Das Großartige dabei: Wenn du deinen Strich in der Liste direkt nach dem Ausführen der Übung setzt, wirkt er – zusätzlich zur Belohnung – als weitere positive Verstärkung, weil er deinen Fortschritt sichtbar und jederzeit nachprüfbar macht.

So verfährst du dann mit jeder weiteren Übung. Auch die anwachsenden Notizen in deinem Übungsjournal zeigen dir visuell deinen Fortschritt.

Du hast die 3-Minuten-Stufe erreicht und merkst, dass dir die erste Übung in Fleisch und Blut übergegangen ist? Oder du hast diesen Punkt noch nicht ganz erreicht, aber brennst hoch motiviert darauf, im Programm weiterzumachen? Dann ist es Zeit für den nächsten Schritt:

7. Eine Folgeübung festlegen

Die optimale nächste Übung ist in der Regel jene, die auf die folgt, die du zuvor geübt hast. Du hast nun zwei Möglichkeiten:

Hast du mit der ersten Übung bereits das Drei-Minuten-Niveau erreicht, kannst du die **neue Übung anstatt der ersten** an deinen bekannten oder an einen neuen Auslösemoment koppeln (nicht jeder Auslöser eignet sich für jede Übung, darum musst du möglicherweise wechseln). Auf diese Weise übst du immer nur eine LMT-Übung auf einmal und überforderst dich nicht. Wenn du einmal ganz durch bist mit allen – oder allen für dich relevanten – Übungen, kannst du wieder von vorn anfangen.

Du bist mit der ersten Übung noch nicht bei drei Minuten täglich angekommen, möchtest aber im LMT-Training schneller vorankommen oder dürstest nach Abwechslung? Dann machst du mit der ersten Übung in jedem Fall weiter, bis du die 3-Minuten-Phase erreicht hast. Parallel dazu kannst du dir bereits jetzt einen zweiten Auslöser im Tagesablauf suchen und eine neue Übung daran anhängen. Das heißt, **du übst weiterhin die erste Übung und machst zusätzlich eine zweite**. Oder auch zusätzlich zwei oder drei weitere. Überfordere dich aber bitte nicht aus übertriebenem Ehrgeiz mit zu vielen Übungen, die du parallel absolvierst. Überforderung führt dazu, dass du aufhörst – und das wäre fatal.

In Part D des Lust-Micro-Trainings am Ende des Buches ab Kapitel 42 (»Ich habe keine Lust mehr, seit ich schwanger bin«) folgen, wie schon erwähnt, einige weitere Übungen, die *ergänzend zu* denen, die ich dir gleich zeigen werde, in besonderen Situationen hilfreich sind. Diesen besonderen Lagen – von hormonellen Veränderungen wie PMS und Wechseljahre über Zeitmangel und Stress bis hin zu eingerosteten Beziehungen – widme ich mich ab dem Kapitel 33 »Die ganz normalen Böen des Lebens«. Ich habe die Kapitelüberschriften so gehalten, dass du sofort erkennst, ob sie für dich relevant sind. Wie du diese Übungen am besten in dein Leben integrierst, steht in der Übungsbeschreibung.

Die Übungen richtig timen – so geht's

Du fragst dich vielleicht, woher du wissen sollst, wann zehn oder dreißig Sekunden, eine Minute, anderthalb Minuten – und so weiter – vergangen sind. Auf meiner Website findest du darum einige schöne Audiodateien, in die jeweils nach zehn Sekunden, nach dreißig Sekunden, nach einer Minute etc. ein Signal eingebaut wurde und die du dir auf dein Handy herunterladen kannst. Unter der Dusche ist das natürlich nicht so praktikabel, dort kannst du zum Beispiel auf eine Sanduhr zurückgreifen – oder du zählst im Kopf mit. Es ist nicht so wichtig, ob du am Ende ein paar Sekunden mehr oder weniger übst, wichtig ist, *dass* du übst!

17 FAQ zum Lust-Micro-Training (LMT)

Lesezeit: pro Frage 30 Sekunden

FAQ ist die Abkürzung für »Frequently Asked Questions«, also häufig gestellte Fragen. Hier habe ich einige zusammengestellt, die mir in meiner Praxis zum Lust-Micro-Training am häufigsten begegnen.

1. Muss ich überhaupt Lust haben?

All dem möchte ich noch einmal das voranstellen, was ich eingangs schon betont habe: Niemand MUSS Lust haben. Und niemand SOLL Lust haben. Es ist vollkommen okay, ohne Sex zu leben, solange es dir dabei gut geht. Fehlt dem anderen Menschen in deiner Beziehung etwas, ist das ganz grundsätzlich erst mal nicht dein Problem. Es wäre wirklich schade, wenn du dir nur aus dem Grund Lust wünschst, damit der oder die andere wieder Sex mit dir hat und happy ist. Dafür bist du nicht verantwortlich!

Mein Ansatz ist ein anderer: Ich möchte, dass DU happy bist!!! Ich möchte DIR zeigen, wie Sex DIR (wieder) Spaß machen kann – ganz egal, ob du Sex mit dir selbst hast oder mit anderen. Denn Sex, der Spaß macht, der erregend ist, der Alltagsstress verpuffen lässt, ist eine riesige Ressource – für

DICH. Und Sex, der DIR Spaß macht, macht DIR Lust auf mehr davon. Dass davon deine Partnerschaften profitieren können, kann ein schöner Nebeneffekt sein.

Der Schlüssel zu diesem Spaß – und zu neuer Lust – liegt bei dir. In deinem Körper. Und wenn du einmal gelernt hast, wie du ihn aktivieren kannst, steht dir Sex als Ressource zur Verfügung. Lebenslang. Und du kannst völlig frei entscheiden, ob DU Lust darauf hast und mit WEM du Lust hast – oder gerade nicht.

2. Bekomme ich durch die Übungen direkt mehr Lust auf Sex?

Es ist möglich, dass einige Übungen dich erregen und du dadurch sofort Lust auf mehr bekommst. Auf Selbstbefriedigung oder auf gemeinsamen Sex. Dem kannst du natürlich gerne nachgehen. **Aber: Der Sinn der Übungen ist nicht unmittelbarer Lustgewinn, sondern langfristiger!** Durch das regelmäßige automatisierte Üben wird erstens dein Bezug zu deinem Körper gestärkt, du lernst ihn in Bezug auf deine Sexualität besser wahrzunehmen. Zweitens wird deine Empfindsamkeit in den gezielt berührten Körperarealen gesteigert. Dies schafft mit der Zeit die Voraussetzungen für schnellere, leichtere und vielfältigere Erregung, kurz: für Spaß beim Sex! Der wiederum ist die generelle Grundlage für die Lust auf Sex. Lies zu den zugrunde liegenden Mechanismen gern noch einmal Kapitel vier bis sechs des Teil I.

3. Apropos »mit der Zeit«: Wann merke ich den Effekt des LMT-Trainings?

Spürst du aufmerksam in dich hinein und hältst deine Fortschritte in deinem Journal fest, kannst du sehr schnell erste Veränderungen beim Sex bemerken. So ähnlich wie du, wenn du eine Sprache lernst, schnell einzelne Phrasen lernst, die du erfolgreich anwenden kannst – etwa, um dir im Café ein Getränk zu bestellen. Trotzdem kannst du nicht direkt fließend mit Muttersprachlern parlieren. Bis du die Sprache wirklich beherrschst, vergeht Zeit. Genauso muss sich dein Körper an die Berührungen und Bewegungen des LMT erst gewöhnen, die synaptischen Verbindungen müssen sich verstärken, und dein Gehirn muss die neuen Informationen integrieren. Bis du beim Sex denkst: »Wow, es läuft!«, kann es darum einige Monate dauern. Damit du trotz Wartezeit dranbleibst, sind die Übungen so winzig, dass sie selbst im stressigsten Alltag keine Hürde darstellen.

4. Woran merke ich, dass eine Übung schon eine Gewohnheit geworden ist?

Daran, dass du gar nicht mehr groß darüber nachdenken musst. Du führst die Bewegungen automatisch aus. Dies ist der geeignete Zeitpunkt, eine neue Übung statt der bisher geübten zu wählen oder zusätzlich eine weitere Übung anzugehen, die du an einen weiteren Auslöser koppelst (siehe hierzu auch Punkt sieben im vorherigen Kapitel).

5. Darf ich auch wieder zur vorigen Stufe »zurückschalten«, also etwa von einer Minute auf 30 Sekunden, wenn ich merke, dass es mir zu schnell geht?

Klar. Wenn es dir zu schnell geht oder zu viel wird, kannst du immer eine Stufe zurückgehen und später wieder »hochschalten«. Beim LMT gilt: Besser locker dranbleiben als sportlich aufgeben.

6. Drei Minuten sind mir als maximale Übungsdauer zu viel – bringen auch schon anderthalb oder zwei Minuten am Tag was?

Selbstverständlich bringen die etwas. Drei Minuten sind allerdings der Erfahrungswert, auf dem der Erfolg des LMT fußt, ich empfehle darum, sie tatsächlich anzustreben – allerdings gerne im eigenen Tempo. Wichtiger als die Dauer sind die Regelmäßigkeit und – vor allem – die Belohnung nach dem Üben, denn echte Gewohnheiten entstehen erst durch positive Emotionen. Und natürlich dadurch, überhaupt zu üben.

7. Darf ich länger üben als drei Minuten?

Wenn du Lust – ein Zeichen für Dopamin!!! – bekommst, eine Übung länger als drei Minuten durchzuführen, ist das wunderbar und absolut erlaubt. Aber auch hier gilt: **Bitte nur, wenn du wirklich willst!** Sonst kann es passieren, dass sich dein Gehirn betrogen fühlt, weil du ihm drei Minuten in

Aussicht gestellt, ihm dann aber – vielleicht aus der Ungeduld heraus, Resultate spüren zu wollen – doch mehr Trainingszeit untergejubelt hast. In diesem Fall wird es alles daransetzen, deine Bemühungen zu unterminieren.

8. Ist es okay, nach Tagesform und Zeit mal 30 Sekunden, mal eine Minute und mal drei Minuten zu üben?

Hast du gerade sehr wenig Zeit oder bist sehr schlapp, ist es immer besser, wenigstens eine 30-Sekunden-Einheit oder notfalls eine 10-Sekunden-Einheit zu üben, als die Übung ganz auszulassen. Die drei Minuten sollten allerdings schon das Ziel sein.

9. Ist alle Mühe für die Katz, wenn ich das Üben mal habe ausfallen lassen?

Natürlich nicht. Ich selbst folge bei allen Micro Habits der Grundregel: Einen Tag aussetzen ist in Ordnung, zwei Tage sollten es nicht werden. Krankheiten, höhere Gewalt und andere widrige Umstände sind selbstredend Ausnahmen von der Regel, bei denen ich auch schon mal länger als zwei Tage pausiere.

10. Ich vergesse das Üben immer. Was mache ich falsch?

Wahrscheinlich hast du den Auslösemoment nicht klar genug definiert. Eine unklare Beschreibung des Auslösemoments wäre etwa »Zähneputzen«, denn dabei ist nicht deutlich, ob du vor dem Zähneputzen, währenddessen oder danach üben willst. »Nachdem ich mir die Zahnbürste in den Mund geschoben habe« wäre hingegen eine sehr klare Beschreibung des Auslösemoments. Lies auch gern noch mal das Kapitel 14 »Auf los geht's los«.

11. Das Belohnen finde ich irgendwie albern, kann ich das nicht weglassen?

Auf keinen Fall. Allerdings ist die »Belohnung« wertlos, wenn sie dir kein gutes Gefühl macht. Ist das nicht gegeben, brauchst du vielleicht eine andere. Schau noch einmal in die Liste im Kapitel 15 »Der krönende Abschluss«, ob du dort etwas für dich Passenderes findest. Falls nicht, empfehle ich Power Poses wie das Hochreißen der Arme wie eine Goldmedaillengewinnerin auf dem Siegertreppchen. Diese wirken nämlich über Body Feedback – und das tun sie auch, wenn du dir im ersten Augenblick dabei komisch vorkommst. Ähnliches gilt fürs Lächeln: Hältst du ein zunächst künstliches Lächeln eine Weile, signalisiert das deinem Gehirn über Facial Feedback gute Laune.

12. Muss ich mich denn bis zum Sankt Nimmerleinstag nach der Übung belohnen?

Nein – nur so lange, bis du die Übung so automatisch machst, dass du nicht mehr drüber nachdenkst oder die Benefits so spürbar sind, dass sich die Übung selbst bereits wie eine Belohnung anfühlt. Allerdings bin ich Fan des »Eigenlobs«, das kein bisschen stinkt! Ich finde, wir klopfen uns im Alltag viel zu selten auf die Schulter. Darum: Du *darfst* dich auch weiterhin belohnen!

13. Wann darf ich mit dem LMT-Training wieder aufhören?

Du darfst alles – aber du kennst sicher den Spruch »Use it or lose it« – benutze es oder verliere es. Denn: Fähigkeiten oder auch Muskeln oder synaptische Verbindungen zwischen Nervenzellen werden schwächer, wenn sie nicht benutzt werden. Darum empfehle ich, damit weiterzumachen – damit du nie wieder unter deiner Lustlosigkeit leiden musst und frei bestimmen kannst, ob du Sex willst oder nicht. Und es geht ja nur um drei Minuten täglich!

14. Sind die Übungen nur für Menschen mit weiblichen Genitalien geeignet?

Nein! Du kannst die Übungen auch machen, wenn du einen Penis hast – und wirst davon genauso profitieren. Ersetze in den Beschreibungen einfach gedanklich das weibliche Genital durch das männliche. Auch der Beckenboden wird auf gleiche Weise aktiviert. Bei den Übungen, in denen davon die Rede ist, dass die Vagina etwas aufnimmt – einen Finger oder auch einen Dildo –, gehe folgendermaßen vor: Lege die Hand um den Penis, eher locker als fest – ein bisschen, als wäre deine Hand eine Vagina. Fühle dann nach, wie der Penis sich umschlossen fühlt und ob er sich in der Hand bewegen will. Achte dabei darauf, was deine Hand fühlt und was der Penis fühlt.

18 Die Übungen des Lust-Micro-Trainings:

A. Sensibilisierung des Genitals Geschaffen, um zu erregen: Kleine Anatomie des weiblichen Genitals

Lesezeit: 3 Minuten

Wenn ich gleich die Übungen vorstelle, mit denen du dein Genital sensibilisieren und deine Erregungsfähigkeit in diesem Bereich steigern kannst, ist es wichtig, dass du dir im Klaren darüber bist, was ich genau meine, wenn ich Begriffe wie Klitoris oder Klitoriskopf, Vulva oder Harnröhrenausgang benutze. Viele Frauen sind zwar im Bilde, wo was liegt und wie die Genitalien heißen, aber nicht alle wissen zum Beispiel, dass sich die Klitoris weit ins Körperinnere erstreckt. Genaues Wissen über die Anatomie des Genitals ist aber der erste Schritt zu einer gelingenden Übung. Schauen wir uns also noch einmal schnell die einzelnen Teile der Vulva – also der äußeren weiblichen Genitalien – an:

Vielleicht ist dir der Begriff der »Vulvalippen« unbekannt, weil die meisten Leute diesen Teil der Vulva unter »Schamlippen« kennengelernt haben. Ich finde allerdings, dass es hier keinen Grund gibt, Scham mit ins Spiel zu bringen, denn es gibt hier definitiv nichts zu schämen. Ich kenne auch

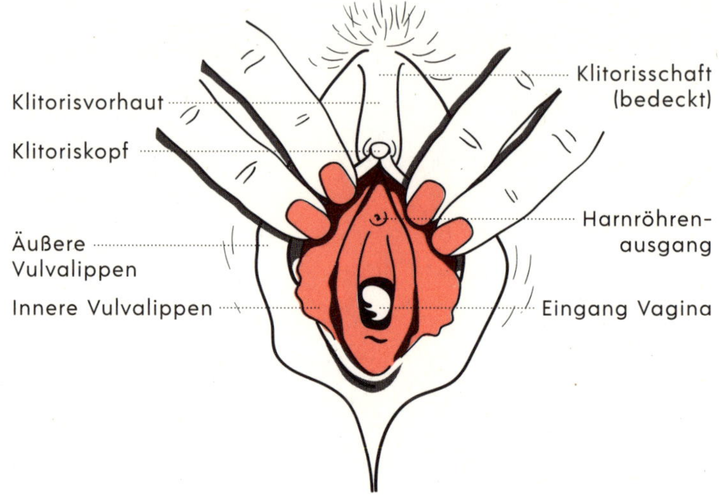

Frauen, die hier – abgeleitet vom »Venushügel« – von Venuslippen sprechen und ihr Geschlecht – wie wir in der Schweiz das Genital nennen – lieber als »Geschön« bezeichnen, weil das »schlecht« im Wort sie negativ berührt. Falls das bei dir auch so ist, kannst du ja einmal überlegen, ob du zumindest für dich selbst eine oder beide dieser Bezeichnung übernimmst.

Tipp: Die Vulva-Galerie

Lesezeit: 30 Sekunden

Viele Menschen finden ihre Vulva nicht schön und zeigen sie beim Sex nicht so gern. Das ist sehr schade. Oft liegt das daran, dass sie sich damit vergleichen, was sie in Pornos oder auf Fotos und Illustrationen gesehen haben. Sie glauben, andere Vulven seien viel schöner als ihre eigene. Oder das Thema Vulven ist ihnen generell fremd, weil sie sich weder mit ihrer eigenen Vulva noch mit irgendeiner anderen je beschäftigt haben – und Unbekanntes stuft unser Gehirn erst mal als negativ ein. Dazu, diese Vorbehalte abzubauen, trägt das Kunstprojekt von Sam Hil Atalanta (auch: Hilde Sam Atalanta) bei: die Vulva-Galerie, die die ganze Vielfalt der Vulven in handgemalten Porträts festhält. Beim Blättern durch die wunderbaren Porträts wird schnell deutlich, dass jede Vulva so einzigartig ist wie ein Fingerabdruck und es keine Norm gibt. Atalanta möchte so zu mehr Körperpositivität und Selbstannahme beitragen. Die Vulva-Galerie gibt es auf Instagram unter @the.vulva.gallery oder auch als Buch in deutscher und englischer Sprache, das du auf Atalantas Homepage bestellen kannst: www.thevulvagallery.com

Kommen wir nun zur Klitoris, die dank ihrer starken Erregbarkeit beim weiblichen Orgasmus eine Hauptrolle spielt. Von ihr haben wir in der obigen Illustration nur das Köpfchen oder, korrekter gesagt, die Klitoriseichel gesehen, die auch manchmal Kitzler genannt wird.

Viele Menschen sind immer noch der Ansicht, dass dieser

kleine äußerlich sichtbare Teil die vollständige Klitoris ist. Doch weit gefehlt! Die Klitoris besitzt, wie auch der Penis, Schwellkörper. Während aber der Penis sich zu einem beträchtlichen Teil außerhalb des Körpers befindet, ist der Großteil der Klitoris im weiblichen Körper verborgen. Sie reicht bis ungefähr acht Zentimeter ins Gewebe hinein. Kurz: Die Klitoriseichel ist nur die sprichwörtliche Spitze des Eisbergs.

So sieht sie vollständig im erregten Zustand aus. Zum Vergleich habe ich dir einen Penis daneben gestellt – du erfasst auf einen Blick, wie ähnlich sich die Organe sind:

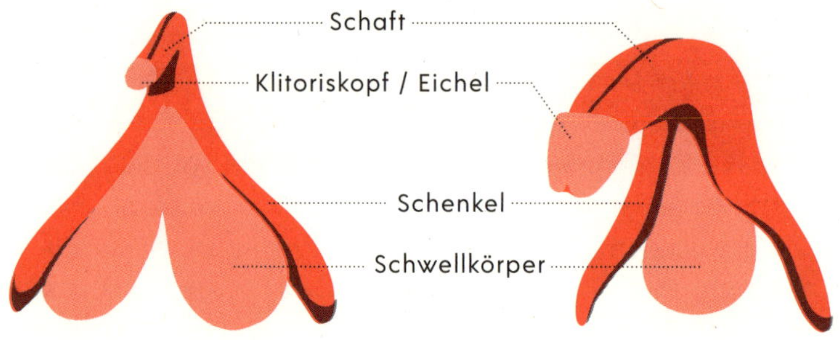

Und damit du dir sie im Zusammenhang mit den äußerlich sichtbaren Genitalien vorstellen kannst, legen wir die Illustrationen einmal übereinander:

Hier erkennst du prima, wie die Klitoris im Körperinneren die Vagina in deren vorderem Bereich »umarmt«. Das ist mit ein Grund, weshalb auch die Vagina im Allgemeinen gut sensibilisierbar ist, obwohl sie – im Vergleich zur Klitoris – über eine geringere Nervendichte verfügt (was im Hinblick auf eine mögliche Geburt auch sehr sinnvoll ist). Die vaginale Stimulation ist auch und vor allem eine indirekte klitorale.

Ein besonders gut sensibilisierbarer Bereich ist dabei der

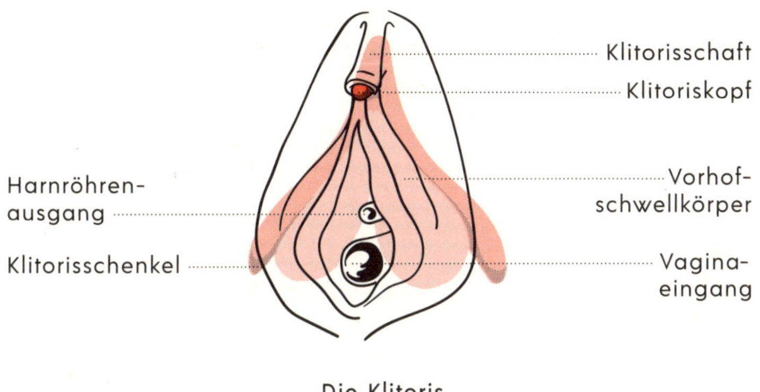

Die Klitoris

sagenumwobene G-Punkt, der heute eher G-Zone genannt wird, weil das Areal doch etwas größer ist als nur ein kleiner Punkt (das »G« erhielt der Bereich nach seinem Entdecker, dem Arzt Ernst Gräfenberg). Dieser Bereich liegt etwa drei Zentimeter hinter dem Eingang der Vagina an deren Oberseite. Du findest ihn, wenn du deine Vagina einen Zeigefinger bis zum zweiten Gelenk aufnehmen lässt und dann den Finger krümmst, als wolltest du jemanden heranwinken.

Bis heute können sich Fachleute nicht ganz einigen, worauf die starke Empfindlichkeit dieses Bereiches eigentlich beruht. Klar ist allerdings schon lange, dass ausgesprochen viele Nervenendigungen genau hier zusammenkommen. Auch befindet sich hier der sogenannte »Kobelt'sche Venenkomplex«, der als »Blutverteiler« bezeichnet werden kann – diese Vielzahl von Venen sorgt nicht nur für mehr Blut, sondern auch für mehr Empfindung (wer der Herr Kobelt war, auf den dieser Name zurückgeht, liest du im folgenden Blitzlicht der Wissenschaft). Der Komplex verbindet die Gefäßstrukturen des Klitoralorgans untereinander sowie mit den inneren Vulvalippen, dem Vaginavorhof und dem Harnröhrenschwellkörper. Der Harnröhrenschwellkörper läuft durch die G-Zone.

Fest steht also, dass bei einer Stimulation der G-Zone immer auch die Klitoris indirekt gereizt wird. Ein von der Klitoris unabhängiger, aber dennoch häufig sehr gut sensibilisierbarer Bereich sind zudem der Muttermund und der Gebärmutterhals, die Zervix. Beide reagieren oft mit Erregung auf Druck und Dehnung (übrigens oft sogar bei von der Taille abwärts querschnittsgelähmten Menschen). Dies wird beim Sex vor allem durch kreisende und schaukelnde Bewegungen erreicht, nicht so sehr durch das »klassische« Rein-Raus. Übungen, die auf für deine Erregung vorteilhaften Bewegungen aufbauen, findest du im Teil B der Übungen ab Kapitel 23 »Der unendlich gute Doppel-Looping«.

Kommen wir nun noch einmal genauer dazu, wie sich die weiblichen Geschlechtsorgane bei Erregung verändern.

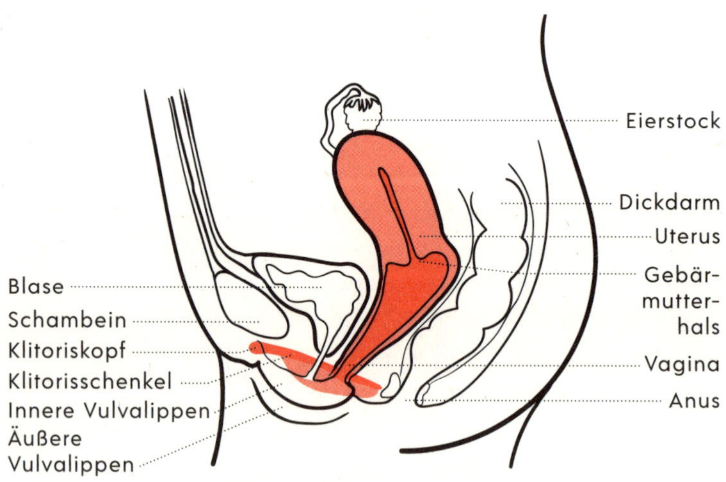

Klitoris im erregten Zustand

In der Illustration auf S. 141 siehst du die Vagina und Klitoris im nicht erregten Zustand. Auf S. 142 bei Erregung.

Im direkten Vergleich ist erkennbar, dass sich die Vagina bei Erregung ausdehnt, »sie balloniert«. Auf Englisch ist der entsprechende Begriff *tenting* – sie stellt sich auf wie ein Zelt, ein *tent*. Außerdem richtet sich die Gebärmutter auf. Es wird also buchstäblich Platz geschaffen, damit die Vagina problemlos – zum Beispiel und unter anderem – einen Penis aufnehmen kann. Zu einem schmerzfreien und schönen Liebesspiel trägt natürlich auch mit bei, dass die Vagina bei Erregung feucht wird.

Du siehst: Es ist tatsächlich nicht nur das obere äußere Ende der Klitoris, das Menschen mit weiblicher Anatomie Lust bereiten kann. Darum wird »die Klitoris« heute auch vielumfassend »Bulbo-Klitoralorgan« genannt. *Bulbo* ist italienisch – vom lateinischen *bulbus*, das wiederum vom altgriechischen *bolbós* abstammt – und bedeutet »Zwiebel« oder »Knolle«. Wenn du dir die Klitoris anschaust, erkennst du sicher sofort, wie sie zu diesem Namen kam. Dank der genialen anatomischen Konstruktion der weiblichen Genitalien gibt es hier jede Menge Erregungspotenzial, insgesamt ein Bereich, der bei vielen noch teilweise brachliegt – dies zu ändern, bin ich mit diesem und meinen anderen Büchern angetreten.

Blitzlicht der Wissenschaft: Die (Wieder-)Entdeckung der Klitoris

Lesezeit: 2 Minuten

Dass die Klitoris für die weibliche Lust wesentlich ist, ahnte bereits im 16. Jahrhundert der italienische Anatom Realdo Colombo. Ein Jahrhundert später zeichnete der niederländische Arzt Regnier De Graaf Teile der Klitoris bereits erstaunlich detailliert. Aber erst 1844 veröffentlichte der deutsche Mediziner und Anatom Georg Ludwig Kobelt spektakuläre Zeichnungen, aus denen die tatsächlichen Dimensionen der Klitoris hervorgingen. Auch Kobelt erahnte die große Bedeutung der Klitoris für die weibliche Erregung. Dass sie dabei eine größere Rolle spielte als die Vagina, schloss er daraus, dass die Klitoris über eine wesentlich größere Nervendichte verfügte.

Doch Kobelts Veröffentlichungen passten nicht zum patriarchalen Zeitgeist – und wurden mit Nichtbeachtung gestraft. Stattdessen hingen Mediziner der Annahme an, dass Frauen keine sexuelle Erregung verspürten, jedenfalls keine nennenswerte. Das stand in ironischem Gegensatz dazu, dass eine gängige Behandlung der »Hysterie« die Stimulation der Klitoris und Vagina bis zum Orgasmus war. Dieser wurde als »Anfall« (Paroxysmus) betrachtet, der die Gebärmutter wieder an ihren richtigen Platz rücken sollte, den sie – vermeintlich – verloren hatte. Dass hier weibliche Erregung im Spiel war, war den behandelnden Medizinern entweder nicht klar, oder sie ignorierten den Widerspruch, weil er ihnen nicht in den Kram passte. Das Augenmerk lag damals allein auf der Fortpflanzung, und weil – im Gegensatz zum Mann – für eine Befruchtung weder Erregung noch ein Orgasmus der Frau zwingend notwendig sind, wurde weiblicher Erregung und Lust keine Bedeutung beigemessen. Langsam geriet das Wissen um die wahre Ausdehnung und die Bedeutung der Klitoris für die weibliche Sexualität erneut in Vergessenheit. Auch Sigmund Freud trug dazu bei, indem er den klitoralen Orgasmus als unreif beschrieb, während die reife erwachsene Frau angeblich einen vaginalen Orgasmus habe (siehe »Blitzlicht der Wissenschaft« im Kapitel acht »Welcher körperliche Erregungstyp bin ich?«).

Erst 1998 begann das Blatt sich zu wenden. Die Frau, der die Wiederentdeckung der Klitoris zu verdanken ist, ist die australische Urologin und Chirurgin Helen O'Connell. Bei ihrem Studium in den Achtzigerjahren des vorigen Jahrhunderts war ihr übel aufgestoßen, dass es in ihrem anatomischen Lehrbuch zwar ein komplettes Kapitel über den Penis und dessen Funktionen gab, aber keine vernünftige Beschreibung der Klitoris. Auch ein medizinisches Handbuch zur Klitoris, ihren Nerven und ihrer Blutversorgung, auf das sich Chirurgen bei ihrer Arbeit hätten stützen können, gab es schlicht nicht. Entsprechend beobachtete O'Connell bei ihren Praktika im OP, wie auf die Erhaltung der Sexualfunktion bei Operationen an Männern viel Mühe verwendet wurde, während dies bei Frauen nicht der Fall war. Diese Beobachtungen bestärkten die junge Medizinerin darin, die Klitoris zu ihrem Spezialgebiet zu machen.

1998 gelang es ihr als erster Wissenschaftlerin mithilfe der Magnetresonanztomografie (MRT), die Anatomie der Klitoris im erregten Zustand darzustellen. O'Connell bestätigte damit die früheren anatomischen Entdeckungen, dass die Klitoris sich weit in den weiblichen Körper hinein erstreckt und wie der Penis Schwellkörper besitzt. Sie bestätigte damit, dass der Klitoris eine Hauptrolle bei der weiblichen Erregung zukommt. Außerdem zeigte sie, dass die Vagina und die Harnröhre zusammen mit der Klitoris eine Gewebeeinheit bilden, die Basis weiblicher Sexualfunktion und des Orgasmus ist. 2010 stellte O'Connell erstmals die erregte Klitoris im spektakulären 3-D-Bild dar.[23] Doch erst seit September 2022 (!) ist die komplette Anatomie des Klitorisorgans im Standard-Lehrwerk der Anatomie, dem »Prometheus«, zu finden. Unglaublich, aber wahr!

19 Übung A 1: Die sinnliche Dusche

Lesezeit: 1 Minute, 30 Sekunden

Besonders geeignet für:

- alle Erregungstypen

Empfehlenswerte Auslösemomente:

Du stehst unter der Dusche und hast das Wasser gerade angestellt.

Du hast soeben Duschgel in deine Hand gegeben und es aufgeschäumt.

So geht's:

Ob du diese Übung mit oder ohne Duschgel machst, ist Geschmackssache. Bevor du dich im Intimbereich berührst, solltest du allerdings kurz den Duschzusatz von deinen Händen spülen, die empfindlichen Schleimhäute im Genitalbereich mögen das nicht so gern.

Die Übung ist denkbar einfach: Schließe die Augen und fahre mit den Händen über den ganzen Körper. Aber nicht, wie du es vermutlich sonst machst, wenn du »nur« duschst, um dich zu reinigen. Dabei gehen viele Menschen nämlich eher lieblos mit ihrem Körper um, darauf bedacht, die Prozedur möglichst schnell abzuschließen. Außerdem schweifen die meisten mit den Gedanken ab.

Beides ist hier ungünstig.

Berühre dich stattdessen achtsam und liebevoll, wie du auch einen geliebten anderen Menschen berühren würdest. Oder vielleicht auch einen Gegenstand, dessen Haptik du magst. Genieße den Duft, falls du ein gut riechendes Duschgel verwendest.

Achte auf alle Körperempfindungen, etwa darauf, wie sich deine Haut unter deinen Fingern anfühlt. Was du auf der Haut spürst, wenn du den zarten Schaum des Duschgels verteilst. Wo spürst du mehr? Wo weniger? Die Reihenfolge, in der du deine Körperteile behandelst, ist dir überlassen, aber du solltest keine Tabuzonen haben, sondern wirklich alle Bereiche mit derselben Offenheit und Neugier berühren.

Diese Übung ist eine ideale Einstiegsübung für alle, und du kannst sie selbstverständlich auch in der Badewanne machen!

Falls du zu den Menschen gehörst, die Schwierigkeiten haben, sich mit den Fingern im Intimbereich oder an anderen Körperstellen zu berühren, kannst du anfangs auch einen Waschlappen oder einen Schwamm benutzen und erst dann zur Berührung mit den Fingern übergehen, wenn du dich daran gewöhnt hast.

Wenn du möchtest, kannst du diese Übung bald oder auch sofort mit der nächsten Übung kombinieren (wie im Punkt 7 in Kapitel 16 »Dein ›Spickzettel‹ fürs Lust-Micro-Training« beschrieben).

Vielleicht fühlt sich das Ganze anfangs etwas ungewohnt an. Oder du spürst womöglich innere Widerstände, weil du deinen Körper oder manche Körperstellen nicht so magst. Dann kann es helfen, deinen Blick auf einen Punkt auf deiner berührenden Hand zu richten. Falls du abwertende Gedanken hast im Stil von »Oh, diese furchtbare Cellulite«, versuche, von der Bewertung in die neutrale Beschreibung zu wechseln: Hier geht es auf und ab. Oder: Hier spüre ich eine Rundung und dort eine Falte. Dich so in Neutralität deinem Körper gegenüber zu üben, in Body Neutrality, ist auch eine gute Sache, wenn du dich im Alltag häufig »runtermachst«.

Denn: Den eigenen Körper zu lieben, kann unüberwindlich schwierig erscheinen, aber du kannst damit beginnen, ihn so zu akzeptieren, wie er ist.

Rolle der Übung beim Sex:

Du trainierst mit dieser Übung vor allem, auf die Empfindungen deiner Sinne zu achten und mit den Gedanken dabeizubleiben, statt abzuschweifen. Das ergibt auch beim Sex großen Sinn, denn nur, wenn du im Hier und Jetzt bist und dich wahrnimmst, kannst du auch Erregung aufbauen. Außerdem sensibilisiert diese Übung die berührten Hautareale stärker – und sie kann dir erste Aufschlüsse darüber geben, welchen Bereichen du dich vielleicht stärker widmen könntest, weil du dort noch nicht so sensitiv bist.

20 Übung A 2: Eincremen oder Einölen der Vulva

Lesezeit: 2 Minuten, 30 Sekunden

Besonders geeignet für:

- alle Erregungstypen

Empfehlenswerte Auslösemomente:

Falls du dich bereits täglich eincremst, hast du hier direkt zwei Auslösemomente für diese Übung zur Auswahl: Entweder beginnst du deine Eincreme-Routine mit der Vulva, oder du beschließt sie damit.

Im ersten Fall ist der Auslöser, dass du Creme oder Öl in deine Handfläche gegeben hast. Im zweiten Fall ist der Auslöser der Moment, in dem du deinen restlichen Körper bereits eingecremt hast. Schau einfach, was für dich am besten passt.

So geht's:

Auch das Eincremen/Einölen ist eine sehr gute Übung zur Sensibilisierung, sie ist für alle geeignet und wirklich supereasy. Bei der Wahl der Creme oder des Öls achte bitte darauf, ein Produkt zu verwenden, das ohne Chemie auskommt, am besten Naturkosmetik oder pures Bio-Öl, etwa Mandelöl. Eine Faustregel ist, dass du das, was du im Gesicht tolerierst, normalerweise auch gut an der Vulva verträgst.

Achtung: Falls du mit einem Diaphragma oder Kondomen verhütest, können Öle, Lotionen, Cremes, Seren, Balsam, Körperbutter etc. das Material angreifen und für Spermien durchlässig machen. Du musst hier also unbedingt einen ausreichenden zeitlichen Sicherheitsabstand zum Sex einhalten, bis das Produkt rückstandslos in die Haut eingezogen ist, damit Diaphragma oder Kondom nicht damit in Berührung kommen. Möchtest du direkt nach der Übung Sex haben und verhütest mit Kondomen oder per Diaphragma, kannst du auch ein silikon- und latexkompatibles Gleitgel verwenden, das du zum Beispiel in der Drogerie bekommst.

Solltest du Creme oder Öl im Intimbereich nicht mögen oder vertragen, kannst du deine Vulva auch mit »bloßen« Händen streicheln.

Die Ausführung der Übung folgt keinen festen Regeln. Du kannst in jedem Bereich der Vulva anfangen, du kannst von vorne nach hinten oder von hinten nach vorne streicheln, von außen nach innen oder von innen nach außen. Wichtig ist allein, dass du dich der gesamten Vulva widmest, liebevoll vorgehst und dich auf dein Tun fokussierst. Spüre dabei in dich hinein und registriere deine Empfindungen, ohne sie zu beurteilen.

Es ist möglich, dass dich die Übung erregt. Das ist wunderbar und natürlich erlaubt. Wenn du aber zunächst nur wenig spürst, setze dich nicht unter Druck: Alle Empfindungen sind okay, lass sie zu. Denn jetzt ist nicht das Ziel, Erregung zu spüren.

Sobald du fertig bist: Denk an deine Belohnung (siehe auch Kapitel 14)!

Rolle der Übung beim Sex:
Durch das liebevolle Streicheln sensibilisierst du mit der Zeit die Nervenenden und verstärkst die neuronale Verbindung aller Bereiche der Vulva zum Gehirn (lies hierzu auch gerne noch einmal Kapitel 5 »Erregbarkeit ist erlernbar«). So wird die gesamte Vulva mit der Zeit stärker und schneller erregbar. Gefällt dir das Eincremen, kannst du es auch – zusätzlich zur Übung, nicht als Ersatz dafür – in deine Selbstbefriedigung oder ins Vorspiel beim gemeinsamen Sex einbauen. Dann kann das auch der Mensch an deiner Seite übernehmen. Natürlich könnt ihr auch ein Gleitgel benutzen – entweder, weil ihr das sowieso verwenden wollt oder weil ihr Kondom oder Diaphragma nicht kaputt machen möchtet. Tipp: Achtet darauf, ein Gleitgel zu besorgen, das euch beiden angenehm ist, viele Produkte sind sehr klebrig.

Je häufiger du die Übungen auch ins Sexleben integrierst, desto schneller erfolgt natürlich auch die Sensibilisierung.

21 Übung A 3: Forschungsexpedition in die Vulva- und Vagina-Regionen

Besonders geeignet für:

- alle Erregungstypen

Empfehlenswerte Auslösemomente:

Abend- oder Morgenroutinen im Bett, etwa direkt nach dem Aufwachen oder nach dem Ein- oder Ausschalten der Nachttischlampe.

Körperpflegeroutinen, bei denen du unbekleidet bist.

So geht's:

Diese Übung geht einen Schritt weiter als die vorherige: Statt dich »nur« an der Vulva einzucremen, erforschst du mit einem Finger – oder mehreren Fingern – liebevoll dein gesamtes Genital, also Vulva und Vagina.

Hier darfst du natürlich auch wieder Öle oder Cremes verwenden, die du gut im Intimbereich verträgst. Hast du mit vaginaler Trockenheit zu kämpfen, weil du zum Beispiel in den Wechseljahren bist, und verwendest sowieso eine spezielle Feuchtcreme für die Vagina, kannst du diese natürlich auch verwenden.

Allerdings beachte bitte auch hier: Kondome, Diaphragmen und andere Latexprodukte werden durch Öl und Creme porös, was nicht unbedingt sichtbar ist, aber die Schutzwirkung beeinträchtigt. Und wenn es dir gefällt, kannst du dich natürlich auch »pur« berühren, wichtig ist allein, dass du dich wohlfühlst.

Achte bei der Übung darauf, alle Bereiche zu erkunden, also zum Beispiel auch tiefer in die Vagina einzutauchen und den Muttermund und den Gebärmutterhals ebenfalls zu betasten. Es kann dir beim Fokussieren helfen, wenn du bei der Übung die Augen schließt! Und vielleicht fühlst du dich im Warmen unter der Bettdecke sicherer? Sorge bitte immer dafür, dass es dir bei der Übung gut geht.

Beim Abtasten gibt es zwei gefühlsmäßige Perspektiven:

Auf der einen Seite spürt dein Finger etwas.

Auf der anderen Seite spürt deine Vulva beziehungsweise deine Vagina die Berührung des Fingers.

Darum ist auch die Übung zweigeteilt:

Richte deine Aufmerksamkeit zu Beginn – so gut du kannst – nur auf den/die Finger: Was spürt er, spüren sie? Wo ist es weich? Rau? Feucht? Trocken? Dehnbar? Wulstig? Glatt? Versuche, dir beim Abtasten dein Genital vors innere Auge zu rufen, wie verändert sich das Bild mit den Informationen, die du vom Finger erhältst?

Richte anschließend deine Aufmerksamkeit auf das, was Vulva und Vagina spüren: Wie empfindest du die Berührung des Fingers auf deiner Haut (Vulva) oder Schleimhaut (Vagina)? Ist der Finger warm? Kalt? Wo spürst du mehr? Wo weniger? Ändert sich etwas durch die Berührung? Versuche, die Berührung nicht mit »angenehm« oder »unangenehm« zu labeln, sondern einfach zu akzeptieren, was du spürst. Das kann zum Beispiel ein Hauch Erregung sein, ein leichter Druck auf der Blase etc. Jegliche Empfindung ist okay.

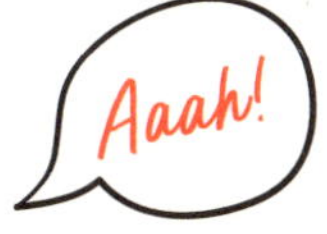

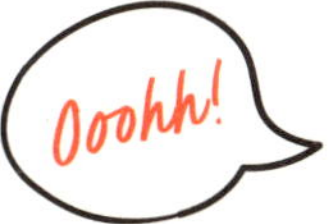

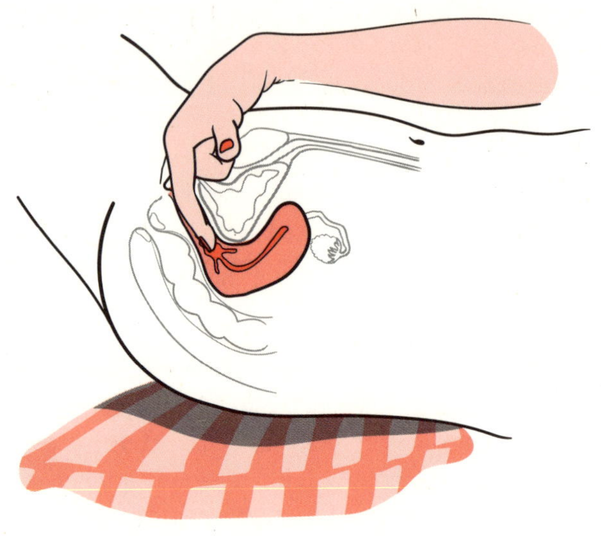

Extrahinweis: *Je nach Länge deiner Finger und deiner Vagina kommst du in bestimmten Körperpositionen vielleicht nicht so weit hinein, dass du Muttermund und Gebärmutterhals betasten kannst. Auch zu bestimmten Zeiten des Zyklus befindet sich der Muttermund weiter oben, am höchsten sitzt er an den fruchtbaren Tagen. Um ihn trotzdem erspüren zu können, gibt es eine einfache Lösung: Leg deinen Po auf ein dickes, festes Kissen, so kommst du sofort besser an die weiter innen liegenden Gewebe. Übrigens kann das auch beim penetrierenden Sex – wenn also ein Penis oder ein Gegenstand wie zum Beispiel ein Vibrator im Spiel ist, der in deine Vagina eingeführt wird – eine gute Idee sein. Viele spüren in dieser leicht erhöhten Position mehr und werden dadurch leichter erregt. Achte nur darauf, wenn du lange Fingernägel hast, dass du dich nicht beim Ertasten des Muttermundes und des Gebärmutterhalses innerlich verletzt.*

Wenn du mit einer 10-Sekunden-Einheit beginnst, wirst du nur Zeit für den ersten Teil der Übung haben, also das Tasten mit Fokussierung auf die Empfindungen des Fingers. Selbst bei der 30-Sekunden-Einheit kommst du wahrscheinlich nicht zum zweiten Teil. Das macht aber nichts. Es geht, wie du weißt, zu Beginn um das Etablieren einer Gewohnheit. Darum ist es wichtiger, an die Belohnung zu denken. Wenn du willst, kannst du auch abwechselnd einen Tag nur die Vulva betasten und am nächsten Tag die Vagina.

Sobald du die Übung auf eine Minute ausdehnst, kannst du sie zweiteilen, dich also die ersten 30 Sekunden auf das konzentrieren, was der Finger spürt, die zweiten 30 Sekunden auf die Empfindungen von Vulva und Vagina.

Und wenn es Zeit für die nächste Steigerung ist, kannst du zum Beispiel die ersten 30 Sekunden für die Empfindungen des Fingers reservieren, die nächste Minute für Vulva und Vagina. Oder umgekehrt. Oder du springst direkt zur 2-Minuten-Einheit, um die Übung wieder zweiteilen zu können.

Du siehst: Es gibt hier kein starres Schema. Wichtiger als Reihenfolge und exakt gleiche Dauer der Übungsteile ist deine liebevolle Aufmerksamkeit auf das, was du tust und spürst.

Rolle der Übung beim Sex:

Ähnlich wie bei Übung A 1 sensibilisiert die Berührung die Nervenenden, neue synaptische Verbindungen zum Gehirn werden gebildet, die die bereits bestehenden verstärken. Du kannst dir das wie ein Muskeltraining vorstellen, die werden auch stärker, wenn du sie trainierst.

Mit der Zeit wirst du dich an die zunächst ungewohnten Berührungen gewöhnen und sie wahrscheinlich immer schöner finden. Vielleicht bekommst du auch Lust, die Berührungen in deine Selbstbefriedigung einzubauen. Das ist eine sehr gute Idee, mit der du das Verstärken der synaptischen

Verbindungen beschleunigen kannst. Das ist so ähnlich, als wenn du beim Sprachenlernen deine Vokabeln immer mehr im Land anwendest, in dem die Sprache gesprochen wird. Das kann ein richtiger Motivationsbooster sein.

Bewährt hat sich hier ein Abwechseln vom gewohnten Modus der Selbstbefriedigung hin zu den neuen Berührungen. Bist du es etwa gewohnt, dich mit einem Vibrator zu befriedigen, kannst du ihn immer mal wieder ausschalten und deine Vulva und Vagina (liebevoll) berühren, bevor du wieder zum Vibrator wechselst. Solltest du Schwierigkeiten haben, dich »liebevoll« zu fühlen, während du dich anfasst, lass dich davon bitte nicht stressen. Tu einfach so, als ob – das reicht!

Du kannst auch dein Gegenüber beim gemeinsamen Sex dazu ermuntern, dich ähnlich anzufassen, wie du es in dieser Trainingseinheit übst oder zwischendurch mal in eine Stellung zu wechseln, in der eine neu entdeckte »Lieblingsstelle« in der Vagina oder an der Vulva stimuliert wird. Nur zu!

22 Die Übungen des Lust-Micro-Trainings:

B. Bewegung Komm in den Flow: Warum Bewegung so wichtig für Spaß beim Sex ist

Lesezeit: 3 Minuten

Bewegung ist – neben Sensibilisierung – der zweite große körperliche Faktor für schönen, genussvollen und zugleich erregenden Sex. Du kannst zwar auch (fast) ohne Bewegung durch Anspannung sexuelle Erregung aufbauen – darauf basiert der Anspannungsmodus, und auch im Reibungsmodus ist viel Spannung im Spiel (lies hierzu gerne noch einmal in Kapitel acht »Welcher körperliche Erregungstyp bin ich?« nach). Doch selbst wenn Erregung auf diese Art für viele Personen funktioniert, hat sie ihre Schattenseiten.

Eine davon ist, dass du durch Anspannung den Sympathikus stark aktivierst. Das ist der Teil des autonomen Nervensystems, der unter anderem für Stressreaktionen verantwortlich ist – also verschiedene Ausprägungen der berühmten Kampf-oder-Flucht-Reaktion (Fight-or-Flight). Diese ist ein Erbe unserer Ahnen, die im Urwald oder in der Steppe in Gefahrensituationen blitzschnell reagieren mussten.

Du hast bestimmt schon mal gehört, dass der Kampf-oder-Flucht-Modus anspringt, wenn wir etwas tatsächlich oder auch nur *möglicherweise* Bedrohliches wahrnehmen. Dann bereitet er uns durch eine körperinterne Kettenreaktion darauf vor, uns entweder im Kampf zu verteidigen oder vor der Gefahr zu fliehen. Adrenalin und Noradrenalin werden ausgeschüttet. Dadurch erhöht sich die Herzfrequenz, Blut wird in die Muskeln befördert, die sich spannen, um schnell in Aktion treten zu können. Die Bronchien erweitern sich für bessere Sauerstoffversorgung. Die Reaktionszeit wird verkürzt, indem Gehirnareale, die für kognitives Urteilen zuständig sind, nur noch notversorgt werden. So sind sie zwar noch in der Lage, Entwarnung zu geben, sollte sich der »Säbelzahntiger« als im Wind wogender Busch entpuppen, stören aber nicht mit langwierigen Denkprozessen, wenn es auf Sekundenbruchteile ankommt.

Doch der Kampf-oder-Flucht-Modus kann, wie oben angedeutet, nicht nur über die äußere Wahrnehmung in Gang gesetzt werden, sondern auch über innere Feedback-Prozesse: Spannst du deine Muskeln an, um dich damit zu erregen, signalisiert das deinem noch mit dem Dienstprogramm aus der Steinzeit arbeitenden Nervensystem potenzielle Bedrohung. Es übersetzt: Der vermutete Säbelzahntiger könnte jederzeit um die Ecke biegen. Also werden vorsichtshalber Maßnahmen in die Wege geleitet – siehe oben. Natürlich *weißt* du, dass du nicht in Gefahr schwebst, aber die Botenstoffe sind nun mal da und machen dich reizbar. Die andere Person wird nun oft als Störfaktor wahrgenommen. Das ist doppelt blöd, weil durch Anspannung erlangte Erregung ein sehr empfindliches Pflänzchen ist: Wirst du jetzt abgelenkt, etwa, weil dein Gegenüber eine vermeintlich »falsche« Bewegung macht oder anfängt, dich zärtlich zu streicheln, ist die ganze Erregung schnell dahin. Obendrein hast du wahrscheinlich miese Laune, und es kommt dir vor, als trage der oder die andere die Schuld daran.

Auch wenn die Position gewechselt wird oder du die Beine spreizt und damit die Spannung löst, verpufft die Erregung häufig. Hinzu kommt, dass Sex, bei dem die Erregung auf Anspannung basiert, oft nicht sehr genussvoll ist. Dazu tragen nicht nur die eher gewaltvollen Fantasien bei, die dabei oft entstehen. Die Erregung ist auch lokal auf spezifische Punkte am Genital begrenzt, und sie ist nicht sehr haltbar, denn wenn Muskeln über längere Zeit angespannt werden, wird das Blut aus ihnen herausgepresst, ohne dass neues nachfließen kann. Da auch Nerven fürs Funktionieren auf gute Blutversorgung angewiesen sind, wird die gesamte Region nach einer Weile unempfindlicher.

Versteh mich bitte nicht falsch: Erregungsmodi, die mit viel Anspannung einhergehen, wie eben der Anspannungs- und teilweise auch der Reibungsmodus, sind etwas Wunderbares. Sie haben ganz viele tolle Eigenschaften. Anspannung kann in bestimmten Situationen, etwa bei einem Quickie, sehr günstig sein, weil sich die Erregung schnell aufbauen und auch entladen kann. Aber bei anderen Gelegenheiten kann sie die genannten Grenzen haben. Zum Glück lassen sich die Nachteile verringern, wenn du lernst, mehr Bewegung in dein Liebesspiel einzubauen.

Bewegung hat beim Sex sehr viele Vorteile. Wenn du dich bewegst, stimulierst du sowohl den Sympathikus im autonomen Nervensystem, der für Aktivität – und damit auch zum Beispiel gesteigerte Durchblutung – zuständig ist, als auch seinen Gegenspieler, den Parasympathikus mit dem »Ruhenerv« Vagus[24]. Der Vagus ist unter anderem für Erholung, aber auch für das Empfinden von Genuss zuständig. Steht er auf »an«, nehmen wir unser Gegenüber, aber auch uns selbst positiver wahr. Unsere Zuneigung ist spürbar, und wir können sie in den Sex mit einfließen lassen. Wir sind auch offener Neuem gegenüber, und Alltagssorgen können uns nicht so leicht den Spaß verderben. Bewegung aktiviert aber – wie gesagt – nicht *nur* den Vagus, wie das zum Beispiel bei einer Meditation der Fall wäre. Das wäre ungünstig, denn vollkommen relaxt kannst du zwar genießen, aber um sexuelle Erregung zu erleben, reicht das nicht. Bewegung besteht aber glücklicherweise immer aus einem Wechsel von An- und Entspannung. Beugst du zum Beispiel den Arm, spannst du den Bizeps an. Der Trizeps an der Oberarmrückseite wird gedehnt. Streckst du den Arm, ist es genau umgekehrt. Durch Bewegung werden Muskeln gut durchblutet und Nerven optimal versorgt. Das heißt, du spürst mehr.

Kurz: Wenn du dich bewegst, kannst du durch den Wechsel von An- und Entspannung also einerseits über einen relativ langen Zeitraum gut gelaunt genießen und die Erregung großflächig im Körper verteilen. Andererseits kannst du sie gezielt kanalisieren, wenn du zum Orgasmus kommen willst.

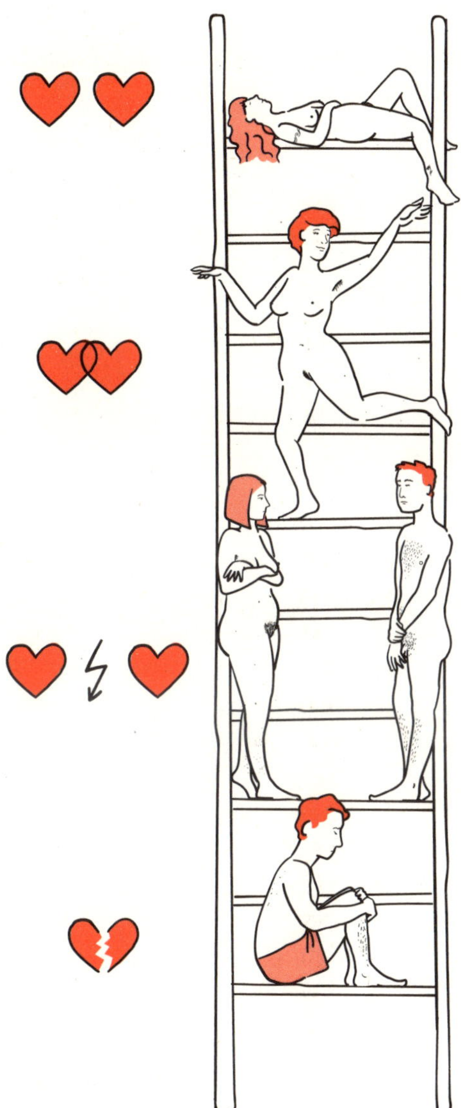

Meditation, Massage, Atemübung
tief atmend, passiv, sehr entspannt, positiv gestimmt, gelassen, kreativ, genussvoll, sinnlich

Bewegung
tief atmend, aktiv, dynamisch, durchblutet, gelassen, positiv gestimmt, Flow-Zustand wird eher möglich, engagiert, kreativ, sozial, kommunikativ, interaktiv, herzlich, intim, erotisierbar, lustvoll, erregbar

Anspannung
flach atmend, angespannt (muskulär und emotional), auf Angriff oder Flucht (fight or flight) gepolt, kritisch, ablenkbar, leicht genervt oder gelangweilt, negative Erwartung (»Bestimmt macht er/sie jetzt gleich wieder diese blöde Bewegung!«), Gegenüber erscheint oft fremd oder feindlich

Erschlaffung
flach atmend, angsterfüllt, depressiv, hilflos, unbeweglich, keine Kommunikation möglich, erduldend, emotional entfernt, in sich gefangen, abgeschottet, Hoffen auf Ende der Situation

Das autonome Nervensystem (Inspiriert von Deb Dana, Therapeutin)

23 Übung B 1: Der unendlich gute Doppel-Looping

Lesezeit: 2 Minuten, 30 Sekunden

Besonders geeignet für:

- Anspannungstypen
- Reibungstypen

Empfehlenswerte Auslösemomente:

Bei dieser Übung kannst du bekleidet sein, darum eignen sich viele Routinen. Da die Übung gute Laune macht und mental entspannt, ist sie meiner Meinung nach aber besonders gut als Pausenaktivität während des Tages geeignet. Für viele Menschen könnten hier Auslöser funktionieren wie: »Wenn ich meinen Morgenkaffee getrunken habe« oder »Wenn ich den Teebeutel in die Tasse gesenkt habe« oder auch »Wenn ich das Büro nach dem Mittagessen in der Kantine wieder betrete«. Was für dich persönlich am besten passt, kannst nur du entscheiden.

So geht's:

Wenn du die Übung zum ersten Mal machst, kann es hilfreich sein, zunächst eine liegende Acht – das Unendlichkeitszeichen – auf ein DIN-A4-Blatt zu zeichnen, die das gesamte Blatt ausfüllt. Das Blatt legst du auf den Fußboden und stellst dich breitbeinig darüber. Nun denkst du dir ein Lot, das genau in der Mitte zwischen deinen Beinen herunterhängt.

Male nun die beiden Loopings der liegenden Acht mit

dem »Lot« nach. Dadurch bringst du deine Hüften und dein Becken zum Schwingen, ähnlich wie es Tänzer bei einer Rumba tun. Auch dein Beckenboden – mehr zu diesem wichtigen Körperteil in Kürze – wird durch diese Bewegung abwechselnd leicht angespannt und entspannt, was eine wunderbare Vorbereitung auf sämtliche Beckenbodenübungen (die Übungen gleich im Anschluss ab Kapitel 26) ist.

Apropos Beckenboden: Beginne, nachdem du dich »eingeschwungen« hast, zu experimentieren. Wechsele die Richtung. Mache deine liegende Acht größer oder kleiner. Steigere die Geschwindigkeit der Bewegung, und verlangsame sie wieder. Vielleicht gehst du auch mal ein bisschen in die Knie oder stellst dich auf die Zehenspitzen? Hebst die Arme wie beim Flamenco?

Diese Übung eignet sich hervorragend, um sie zu Musik zu machen! Stell also gerne dein Lieblingslied laut, und schwinge los. Solltest du dabei Lust (Dopamin!!!) bekommen, die Hüften länger kreisen zu lassen, als dein aktueller Trainingsplan es vorsieht: Tu dir bitte keinen Zwang an, wenn du die Zeit und Möglichkeit dazu hast! Vielleicht willst du ja auch im Anschluss an die Übung ein bisschen Freestyle weitertanzen? Auch das ist großartig! Tanzen ist nämlich eine der besten Möglichkeiten, dein Körpergefühl zu verbessern. Und vielleicht baust du ja, inspiriert vom Looping, ein paar extra Hüftschwünge mit ein?

Wenn du magst, kannst du als Übungsvariante jeweils zu Beginn und Ende der Übung dein Genital wie in Übung A 2 (Kapitel 20 »Eincremen und Einölen der Vulva«) kurz abtasten. Merkst du eine Veränderung? Wenn ja, halte gern in deinem Übungsjournal fest, was du beobachtest.

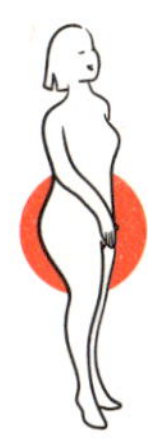

Möchtest du den Doppel-Looping nicht üben, weil du aktuell Probleme mit Inkontinenz hast – was zum Beispiel nach einer Schwangerschaft, aber auch in der Menopause häufig vorkommt – und du dich sorgst, dass beim breitbeinigen Schwingen Pipi im Slip landet? Dann probiere doch einmal, die Übung im Liegen auszuführen. Natürlich hast du dabei einen kleineren Bewegungsspielraum, und sie fühlt sich anders an, aber der Effekt ist sehr ähnlich.

Rolle der Bewegung beim Sex:

Der Achter-Looping lässt sich hervorragend in den gemeinsamen Sex oder bei der Selbstbefriedigung einbauen. Schwinge dein Becken wie du es geübt hast – und lass dich vom Effekt dieser Bewegung überraschen: Du wirst wahrscheinlich feststellen, dass sich deine Erregung weiter verteilt als bisher. Das hat damit zu tun, dass dein Becken besser durchblutet wird und die Nerven ungehindert funken können. Statt der Acht kannst du auch mit deinen Hüften einen Kreis beschreiben oder eine andere Form nachzeichnen. Hauptsache Bewegung!

24 Übung B 2: Das Medaillon (Oberkörper-Schaukel)

Besonders geeignet für:

- Anspannungstypen
- Reibungstypen

Empfehlenswerte Auslösemomente:

Hier sind unzählige Auslöser möglich, da du die Oberkörper-Schaukel vollständig bekleidet machen kannst – sogar dann, wenn du von anderen beobachtet wirst, denn sie wirkt wie eine normale Gymnastikübung. Du kannst sie machen, nachdem du dich mit einer Tasse Tee oder Kaffee an den Frühstücks- oder Schreibtisch gesetzt hast. Nachdem du dein Auto geparkt hast. Wenn du auf der Toilette sitzt. Nach dem Haarekämmen. Oder wo es eben gut in deinen Tagesablauf passt.

So geht's:

Stell dir vor, du trägst ein schweres Medaillon oder ein Amulett, das zwischen deinen Brüsten herabhängt. Deine Aufgabe ist es nun, dieses Schmuckstück abwechselnd zu präsentieren und zu verstecken.

Um das Medaillon zu präsentieren, drückst du die Brust weit raus und ziehst gleichzeitig die Schulterblätter nach hinten zusammen, als wolltest du dazwischen einen Bleistift einklemmen. Achtung: Bitte lass dabei den Nacken gestreckt, damit du deine Halswirbel nicht zusammenquetschst. Atme beim Vorstrecken per Zwerchfellatmung tief in den Bauch ein. Um zu verstehen, was ich mit Zwerchfellatmung meine, lege einmal eine Hand auf deinen Bauch. Wenn dein Bauch sich beim Einatmen in deine Hand hinein wölbt, machst du es richtig.

Um das Schmuckstück zu verstecken, machst du es umgekehrt: Du ziehst die Schultern maximal nach vorne und dadurch die Schulterblätter voneinander weg, sodass du einen Buckel machst. Senke dabei das Kinn nach vorne zur Brust, bis du eine Dehnung im Nacken spürst. Atme bei dieser Bewegung vollständig aus, das heißt, dein Bauchnabel zieht sich nach innen oben.

Du kannst diese Übung erst mal sehr langsam machen, bis du die Bewegungen gut draufhast, danach kannst du dann mit der Geschwindigkeit experimentieren, also schnell zwischen Brust rausstrecken und Rücken runden wechseln und die Positionen länger halten. Außerdem kannst du probieren, die Positionen ineinanderfließen zu lassen, indem du mit dem Oberkörper eine Kreisbewegung – in etwa wie bei einer altmodischen Hand-Kaffeemühle – machst. Erst im Uhrzeigersinn, dann dagegen.

Die Übung eignet sich übrigens auch sehr gut, wenn du lange am Bildschirm sitzen musst und im Oberkörper zu Verspannungen neigst.

Rolle der Bewegung beim Sex:

Ähnlich wie der Becken-Looping bringt dich diese Übung in Bewegung – allerdings in einem Bereich, den die meisten beim Sex stark vernachlässigen: dem Oberkörper. Wenn du aber nicht nur im Becken, sondern im Oberkörper beweglicher wirst und ihn einzusetzen lernst, wird es dir möglich, auch die Erregung über den Genitalbereich hinaus im ganzen Körper zu verteilen. Das hat damit zu tun, dass durch den Wechsel von An- und Entspannung einerseits die Durchblutung gesteigert wird und andererseits die neuronalen Signale frei fließen können. Außerdem wird, wie bereits erwähnt, durch die Bewegung die Aktivität von Sympathikus und Parasympathikus (Vagus) ausbalanciert. Das stimmt dich sehr wahrscheinlich positiver, und du empfindest mehr Liebe. Experimentiere darum gerne bei der Selbstbefriedigung oder beim gemeinsamen Sex mit der Oberkörper-Schaukel.

25 Übung B 3: Die Katze

Lesezeit: 1 Minute, 15 Sekunden

Besonders geeignet für:

- Anspannungstypen
- Reibungstypen

Empfehlenswerte Auslösemomente:

Momente, in denen du am Oberkörper noch oder schon nackt bist. Zum Beispiel der Augenblick, wenn du bereits deine Pyjamahose angezogen hast, aber noch nicht das Oberteil.

So geht's:

Du kannst die Übung im Stehen oder auch im Sitzen oder Liegen machen.

Und so geht's: Lege eine Hand irgendwo auf deinen nackten Oberkörper. Zum Beispiel mittig auf den Brustkorb unterhalb des Halses. Statt dass du dich nun aber aktiv mit der Hand streichelst, holt sich dein Körper durch Bewegung seine Streicheleinheiten von der Hand – wie eine Katze, die sich daran reibt. Die Hand bleibt ganz passiv, wo sie ist. Um möglichst großflächig berührt zu werden, musst du dir jetzt was einfallen lassen. Den Oberkörper von links nach rechts bewegen, ihn rotieren. Den Rücken wölben oder die Brust rausstrecken, wie du es aus der Medaillon-Übung (B 2, Kapitel 24 »Das Medaillon [Oberkörper-Schaukel]«) kennst. Je nach Bewegung wird sich die Berührung der Hand stärker oder schwächer anfühlen. Beobachte genau, was du spürst.

Falls du schon bei mindestens einer Minute Üben angekommen bist, kannst du nach etwa 30 Sekunden die Position der Hand verändern, sie beispielsweise auf den Bauch legen, auf eine Brust, die Taille oder auf den unteren Rücken und von vorn anfangen. Nach den nächsten 30 Sekunden änderst du erneut die Lage der Hand.

Rolle der Bewegung beim Sex:

Diese Übung lehrt dich, dir beim gemeinsamen Sex gewünschte Berührungen vom Gegenüber zu holen, statt passiv darauf zu warten, da angefasst zu werden, wo es dir gefällt. Natürlich kannst du dein Gegenüber auf diese Weise auch von Körperbereichen wegleiten, an denen du gerade nicht berührt werden möchtest – Körpersprache, ganz praktisch. Durch Bewegung deines Körpers kannst du außerdem steuern, wie fest oder sanft du angefasst wirst.

26 Übung B 4: Die rollige Katze

Lesezeit: 1 Minute, 15 Sekunden

Besonders geeignet für:

- Anspannungstypen
- Reibungstypen

Empfehlenswerte Auslösemomente:

Momente, bei denen du am Unterkörper noch oder schon nackt bist. Etwa, wenn du dich nach dem Duschen an- oder vor dem Duschen ausziehst.

So geht's:

Diese Übung funktioniert im Liegen oder auch im Sitzen auf einem Stuhl oder Sessel – du kannst auch mit anderen Stellungen experimentieren, also zum Beispiel in der Hocke, im Vierfüßlerstand oder im Kniestand (leg dann am besten etwas Weiches unter, wie eine Gymnastikmatte oder eine Decke). Im Grunde ist die Übung exakt so wie die Katze (B 3), nur dass du deine Hand nun nicht auf deinem Oberkörper, sondern auf deinem Unterkörper in Nähe deines Genitals platzierst. Ein guter Startplatz ist zum Beispiel dein Venushügel, also die Erhebung über deinem Schambein (der Knochen heißt so – auch wenn es hier selbstverständlich nichts zu schämen gibt): Lege die Hand ganz locker auf den Hügel, und versuche dann, dir durch Bewegung des Beckens und der Hüften möglichst variierende Streicheleinheiten von der Hand zu holen. Nicht nur, aber auch an deinen Genitalien.

Du wirst merken: Die Übung bringt dich nicht nur allgemein in Bewegung, sie bringt vor allem dein Becken zum Schwingen in alle Richtungen – und je beweglicher du hier wirst, desto mehr Möglichkeiten erschließen sich dir auch beim Sex.

Rolle der Bewegung beim Sex:

Diese Übung hat eine »Doppelrolle«: Wie auch schon die Katze kannst du diese Übung direkt beim gemeinsamen Sex ausprobieren. Nicht nur, um dir Streicheleinheiten von den Händen deines Gegenübers zu holen, sondern vom ganzen Körper, inklusive des Genitals.

Durch die Bewegungen des Beckens – und damit automatisch auch des Beckenbodens (zu dem wir noch im Detail kommen) – wirst du vermutlich schnell merken, dass sich deine Erregung durch bestimmte Bewegungen steigert, während sie sich bei anderen kurz abschwächt. Das kann sich erst fremd oder sogar irritierend anfühlen, aber mit jeder Bewegung lernst du deinen Körper und seine Empfindungen besser kennen – und kannst sie immer gezielter nutzen.

Wenn ihr mögt, könnt ihr auch ein Spiel daraus machen: Berühren mit den Händen ist verboten, stattdessen holen sich eure Körper selbst alle Berührungen beim Gegenüber. Meistens wirkt das zu Beginn etwas ungelenk, und manchmal müsst ihr ganz bestimmt lachen – Spaß beim Sex ist also garantiert!

Darum: Viel Vergnügen beim Schnurren!

27 Die Übungen des Lust-Micro-Trainings: C. Der Beckenboden

Das unterschätzte Multitalent – auch für deine Erregung und Lust

Lesezeit: 3 Minuten

Der Beckenboden ist leider immer noch vielfach ein vernachlässigter Körperteil. Das liegt sicher zum großen Teil daran, dass er im Inneren des Körpers verborgen ist. Andere Muskeln können wir für uns sichtbar bewegen, den Beckenboden können wir höchstens erspüren lernen. Viele Menschen lesen oder hören zwar hier und da vom Beckenboden, oder sie befassen sich vielleicht einmal kurz intensiver mit ihm, zum Beispiel Mütter, die nach der Geburt einen mehr oder minder guten Rückbildungskurs besuchen. Aber dann gerät der Beckenboden oft ziemlich schnell wieder in Vergessenheit.

Dabei ist seine Bedeutung für unsere Gesundheit, unser generelles Wohlbefinden und auch für die Erregungsfähigkeit nicht zu unterschätzen. Ein fitter Beckenboden sorgt dafür, dass Blase und Darm »dicht« halten, wenn sie sollen – und lässt los, wenn wir auf der Toilette sitzen. Er hält wie ein Deckel von unten innere Organe an ihrem Platz und trägt zu einer gesunden Körperhaltung bei. Und: Wenn wir lernen, den Beckenboden bewusst anzuspannen und auch wieder zu entspannen, wird er zu einem Instrument, mit dem wir unsere Erregung steuern können.

Du kannst dir den Beckenboden wie eine Art Trampolin vorstellen: Seine drei dünnen Muskelschichten, die sich zwischen Schambein, Kreuzbein und Sitzbeinknochen spannen, sind im Idealzustand straff, stark und elastisch. Diese Schichten sind nur unterbrochen von Durchlässen für Darm, Harnröhre und Geschlechtsorgane.

Gerade bei Menschen mit weiblichen Geschlechtsorganen schwächelt der Beckenboden häufig. Zu den größten bekannten Belastungen zählen Schwangerschaft und Geburt, aber auch Hormonveränderungen, wie sie zum Beispiel in den Wechseljahren, nach der Menopause oder nach bestimmten Operationen auftreten, können den Beckenboden schwächen. Doch das ist lange nicht alles. Vieles setzt ihm auch schon in jungen Jahren zu, und Frauen, die kein Kind geboren haben, sind keinesfalls vor Beckenbodenproblemen gefeit. Zu Risikofaktoren gehören erblich bedingte Bindegewebsschwäche, Übergewicht, wiederholtes langes Stehen, schwere körperliche Arbeit, chronischer Husten und häufige Verstopfung. Auch manche Sportarten belasten den Beckenboden stärker, etwa Jogging, Tennis und andere Ballsportarten, Leichtathletik oder Trampolinspringen.

Während die meisten wissen, dass Inkontinenz ein Symptom von Beckenbodenschwäche ist, ist weniger bekannt, dass auch Schmerzen im unteren Rücken und vermehrte Entzündungen in unteren Organen, etwa der Blase, auf einen schwächelnden – oder überspannten (!) – Beckenboden hindeuten können. Last but not least, und damit wären wir wieder bei unserem Thema, können Schwierigkeiten, Erregung aufzubauen, ein Hinweis sein, dass der Beckenboden nicht in Topform ist. Das muss übrigens nicht unbedingt bedeuten, dass die Muskelschichten zu schlaff durchhängen. Die Symptome eines verspannten Beckenbodens, der nie richtig loslässt, sind ähnlich.

Zum Glück lässt sich all das fast immer wieder ändern. Das gilt auch noch im höheren Lebensalter, denn Muskeln – und damit auch der Beckenboden – lassen sich effektiv trainieren. Dazu gehört nicht nur die bewusste An-, sondern auch die bewusste Entspannung.

Zu alledem zeige ich dir in Kürze Übungen.

Doch auch hier ist es wichtig, dass du weißt, wovon die Rede ist. Lass uns darum zunächst einmal den Beckenboden Schritt für Schritt erkunden, damit du dich mit ihm vertraut machen und nachvollziehen kannst, wovon ich in den Übungsbeschreibungen spreche.

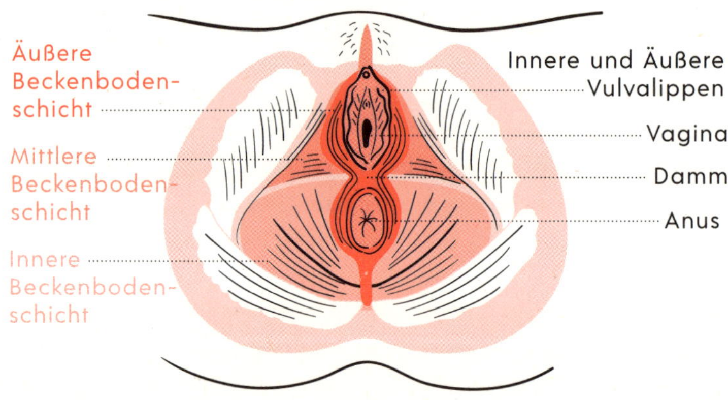

Die äußere Beckenbodenschicht verläuft in Form einer Acht, deren Schlingen sich zum einen um den Eingang der Vagina und den Harnröhrenausgang und zum anderen um den After legen. Probiere einmal, mit den Vulvalippen zu »blinzeln«. Du solltest spüren, wie sich dadurch der Muskel um den Anus mitbewegt. Umgekehrt kannst du den Schließmuskel am Darmausgang nicht bewegen, ohne dass sich der vordere Part der Acht, der um Vagina und Harnröhre verläuft, ebenfalls rührt. Außerdem führen zwei schmale Muskelstränge vom Schambein zu den Sitzhöckern. Vielleicht spürst du, wie diese sich ebenfalls leicht mitbewegen?

Die mittlere Beckenbodenschicht trägt Blase, Vagina, Gebärmutter und die Eierstöcke. Sie verläuft in einer Dreiecksform vom Schambein, also dem Knochen hinter deinem Venushügel, bis zum Oberschenkelansatz links und rechts. Um diese Schicht zu erspüren, setze dich zunächst mit geradem Rücken auf einen ungepolsterten Stuhl. Konzentriere dich dann auf die beiden Sitzbeinhöcker, das sind die zwei Knochen, auf denen du sitzt. Du wirst sie etwas deutlicher fühlen, wenn du die Hände mit den Handflächen nach oben unter deine beiden Pobacken schiebst und den »fleischigen« Part jeder Backe von der Pofalte aus etwas nach außen ziehst. Spürst du, wie die Sitzbeinhöcker nun unbequem auf die Sitzfläche drücken? Versuche jetzt, die beiden Knochen zueinanderzuziehen. Die Höcker bewegen sich dabei nur minimal, aber der Muskel, den du nun anspannst, sollte – tata! – der des mittleren Beckenbodens sein. Und merkst du, wie sich unwillkürlich Teile der Bauch-, Gesäß- und Rückenmuskulatur ebenfalls zusammenziehen. Wieder entspannen bitte nicht vergessen!

Die innere Beckenbodenschicht unterstützt deinen Darm. Sie füllt die gesamte Fläche vom Schambein bis zum Steiß und bis zur Muskulatur der Hüfte aus. Diese Schicht ist schwieriger zu erspüren, aber es ist gut, wenn du weißt, dass es sie gibt – und dass du sie mittrainierst, wenn du die anderen Schichten ansteuerst.

Bevor du mit den Übungen anfängst, noch ein wichtiger Hinweis – unbedingt lesen!

Lesezeit: 1 Minute, 10 Sekunden

Beim Beckenboden gibt es eine Schwierigkeit, die du beim Training anderer Muskeln nicht hast: Du siehst nicht, ob du tatsächlich den richtigen Muskel an- und entspannst. Menschen, die grundsätzlich keine so gute Körperwahrnehmung besitzen, können sich hier trotz detaillierter Beschreibungen ziemlich verloren fühlen. Und wessen Beckenboden dauerverspannt ist, hat vielleicht den Eindruck, dass überhaupt nichts passiert, wenn es ums Anspannen geht – das ist auch nicht ganz verkehrt, denn ein verspannter Beckenboden ist weniger beweglich.

Solltest du nach den oben beschriebenen Erkundungsschritten noch sehr unsicher sein, wie sich der Beckenboden anfühlt und wie du ihn bewusst ansteuern kannst, empfehle ich dir ausdrücklich: Lass dir zumindest einmal in einer auf den Beckenboden spezialisierten physiotherapeutischen Praxis von Profis genau zeigen, wie das geht – du erkennst zertifizierte Praxen in Deutschland an der Kennzeichnung »Physio Pelvica« (eine Liste findest du unter www.ag-ggup.de), im gesamten DACH-Raum (Deutschland, Österreich, Schweiz) gibt es zudem das BeBo-Zertifikat (Praxenliste unter: www.beckenboden.com), und in der Schweiz gibt es noch Pelvisuisse (Praxenliste unter www.pelvisuisse.ch/therapeutinnen-suche). Noch besser als eine Einzelstunde ist natürlich ein richtiger Beckenbodenkurs. Vielfach werden diese auch als Präventionsmaßnahme von den Krankenkassen übernommen (zur Sicherheit vorher nachfragen).

Hast du bereits mit gravierenderen Beckenboden-Problemen zu kämpfen, etwa ausgeprägter Inkontinenz, starkem Druckgefühl im Genitalbereich oder auch einer Organsenkung? Dann ist es nicht nur empfohlen, sondern unbedingt notwendig, zunächst eine auf den Beckenboden spezialisierte physiotherapeutische Praxis aufzusuchen, zum Beispiel ein Beckenbodenzentrum. Es reicht meist nicht, wenn deine Gynäkologin oder dein Gynäkologe nach dem Rechten sieht, weil diese in Sachen Beckenboden häufig keine Fachleute sind. Außerdem werden Beckenbodenschwierigkeiten von einigen immer noch bagatellisiert. (»Ach, das gibt sich wieder.«) Je früher aber Therapiemaßnahmen, etwa eine Biofeedback-Therapie, ergriffen werden, desto besser.

Die Übungen, die ich dir zeige, können dir zwar möglicherweise bereits helfen, aber gerade bei starken Beschwerden ist das Risiko zu groß, dass du durch falsche Ausführung dein Befinden verschlimmerst.

Gesunder Trend: Hypopressive Übungen

Hast du große Schwierigkeiten, deinen Beckenboden zu spüren und anzusteuern? Kommst du mit »normaler« Beckenbodengymnastik nicht zurecht? Ist dein Beckenboden ganz besonders schwach? Oder extrem verspannt? Dann kann dieses Spezialtraining (das nichts mit den Übungen in diesem Buch zu tun hat) vielleicht die Lösung für dich sein. Auch wenn du noch unter den Folgen von (verheilten) Geburtsverletzungen leidest oder mit Problemen wie Hämorrhoiden, einer Rektusdiastase, Schmerzen im unteren Rücken, Inkontinenz, Organsenkungen oder -vorfällen zu kämpfen hast, können hypopressive Übungen häufig helfen.

Hypopressiv kommt vom altgriechischen *hypo* –»unter« –, während *pressiv* »drückend« bedeutet, und genau darum geht es: um Übungen mit Unterdruck. Hypopressiv-Übungen funktionieren nach dem Vakuumprinzip: Der Atem wird angehalten, Zwerchfell und Brustkorb werden aktiviert, dadurch wird die Körpermitte nach innen oben gesaugt. Auf dem Beckenboden lastet dadurch vorübergehend kein Druck. Geschwächte Gewebe können besser versorgt werden, Organe können sich repositionieren. Mittels angeleiteter yogaähnlicher Positionen und einfacher Bewegungen werden dann nach und nach fasziale Verklebungen gelöst, die Tiefenmuskulatur und der Beckenboden gestärkt. Hypopressive Übungen liegen zwar im Trend, doch es gibt bisher nur vereinzelt Vor-Ort-Angebote. Allerdings gibt es gute, von Sportwissenschaftlerinnen entwickelte (Live-)Online-Kurse mit direkter Feedback-Möglichkeit, zum Beispiel kann ich Hyposoul empfehlen. Auch wenn die Erfolge denen eines gewöhnlichen Beckenbodentrainings vergleichbar sind oder sie womöglich übertreffen, ist die Methode noch sehr jung, darum tragen Krankenkassen die Kosten dafür bisher in der Regel nicht.

28 Übung C 1: Der Beckenbodenlift

Besonders geeignet für:

- Anspannungstypen
- Reibungstypen
- Sinnlichkeitstypen

Empfehlenswerte Auslösemomente:

Momente in Situationen, in denen du mindestens ein paar Minuten sitzen bleiben wirst, zum Beispiel wenn du dich gerade an den Schreibtisch, an den Frühstückstisch etc. gesetzt hast – das Hinsetzen ist hier der Auslöser. Theoretisch funktioniert die Übung auch in Bus, Tram oder U-Bahn, allerdings solltest du nicht zu sehr abgelenkt werden. Wichtig: Auch wenn du dabei sitzt, führe diese Übung bitte niemals aus, während du Auto (oder andere Fahrzeuge) fährst oder Maschinen führst! Ausnahme: Wenn du länger bei Rot warten musst, also nicht fährst, kannst du natürlich eine oder zwei Runden der Übung einschieben. Dann kann das Anhalten an der roten Ampel sogar zu deinem Auslöser werden und das Springen der Ampel auf Gelb das Signal zum Aufhören.

So geht's:

Setze dich aufrecht hin, stell die Füße fest und in hüftbreitem Abstand auf den Boden – das heißt, zwischen deinen Füßen haben zwei waagerechte Fäuste Platz. Wenn du einmal weißt, wie die Übung abläuft, kannst du dabei auch stehen – zum Beispiel beim Zähneputzen. Für den Anfang setze dich aber bitte hin, um deine Sitzbeinhöcker besser zu spüren. Sie geben dir einen guten Anhaltspunkt fürs An- und Entspannen des Beckenbodens (Genaueres liest du dazu in Kapitel 23 »Der unendlich gute Doppel-Looping«).

Fokussiere dich zunächst auf deine Atmung: Atme tief in den Bauch, oder genauer gesagt: ins Zwerchfell, zum Beispiel mit einer quadratischen Atmung. Quadratisch bedeutet, dass du im 4-4-4-4-Rhythmus atmest: Während du einatmest, zählst du langsam bis vier. Dann hältst du den Atem an, während du wieder bis vier zählst. Bei der Ausatmung zählst du ebenfalls bis vier und hältst anschließend wieder für vier Zähler den Atem an. Achte darauf, dass sich dein Bauch bei der Einatmung nach außen wölbt und beim Ausatmen nach innen zieht.

Merkst du gerade, dass du mit dieser Art der Atmung noch Schwierigkeiten hast? Dann trainiere, bevor du den Beckenbodenlift und die anderen Übungen im C-Teil übst, bitte zunächst die Übung D 1 »Atem wie Wasser« in Kapitel 42 im ergänzenden Übungsteil am Ende des Buches, und mache erst mit dem Beckenbodenlift weiter, wenn du die Atmung beherrschst.

Hast du einen guten Rhythmus gefunden, geht es weiter:

Bei der Ausatmung (also wenn sich dein Bauch nach innen zieht) lässt du deinen Beckenboden wie einen Aufzug nach oben fahren. Spanne dazu die äußere und die mittlere Beckenbodenschicht (siehe Kapitel 27 »Der Beckenboden, das unterschätzte Multitalent«) an und ziehe die Muskeln nach oben. Fahre mit deinem Lift zunächst in die erste Etage. Halte dort an, und entlasse deine imaginären Passagiere. Anschließend ziehst du die Muskeln noch weiter nach oben und fährst in die zweite und dann in die dritte Etage. Dort oben angekommen, hältst du kurz den Atem an.

Bei der Einatmung (wenn sich dein Bauch nach außen wölbt) lässt du deinen Beckenboden wieder Stockwerk für Stockwerk vorsichtig nach unten fahren. Im Erdgeschoss entspannst du die Muskeln komplett.

Ganz wichtig ist, dass du deine Beckenbodenmuskeln wirklich nur dann anspannst, wenn du ausatmest. Andernfalls arbeitet dein Zwerchfell von oben dagegen, was den Druck auf den Beckenboden ungünstig erhöht. Dadurch kann er mit der Zeit »ausleiern«, und das ist das Gegenteil dessen, was wir erreichen möchten. Richtig ausgeführt lernst du mit dem Beckenbodenlift deinen Beckenboden besser kennen, stärkst ihn und übst zugleich, ihn bewusst anzuspannen, aber eben auch wieder zu entspannen. So wird eine bewusste Steuerung möglich.

Manche Menschen, vor allem jüngere Frauen, finden es schwieriger, ihren Beckenboden loszulassen, andere haben mit dem Anspannen ihre Probleme. Doch egal, ob eines davon auf dich zutrifft oder ob du beides gleich schwierig findest: Übung macht die Meisterin! Wenn es nicht gelingt, ist das nicht schlimm. Auch wenn dein Beckenboden macht, was er will: Stell dir einfach vor, was er tun soll, und führe die Übung zu Ende, statt sie abzubrechen. Mit der Zeit wird dein Körper deiner Vorstellung folgen – Sportprofis kennen den Effekt des Mentaltrainings schon lange und nutzen ihn.

Das Schöne: Diese Übung gehört zu denjenigen, deren positiver Effekt recht schnell spürbar ist.

Beckenboden-App

Einen sehr guten, von Medizinern entwickelten Online-Beckenboden-Kurs bietet die App »Pelvina«, die du über die gängigen App-Anbieter aufs Smartphone oder Tablet laden kannst. Auch die Kosten dafür werden von vielen Krankenkassen getragen. Nachteil: Du bist auf dich allein gestellt und bekommst kein echtes Feedback, ob du die Übungen richtig ausführst. Wenn du unsicher bist, wie du den Beckenboden ansteuerst, ist ein Vor-Ort-Kurs die bessere Alternative.

Rolle der Bewegung beim Sex:

Ein fitter Beckenboden hat beim Sex nur Vorteile. Ein Beckenboden in Bewegung ist besser durchblutet und empfindet darum mehr, das gibt mehr Erregung und potenziell mehr Lust. Wenn du in der Lage bist, den Beckenboden bewusst anzuspannen und bewusst zu entspannen, kannst du deine Erregung einerseits gut aufbauen und sie andererseits nach Bedarf steuern, du hast einfach mehr Kontrolle. Das bedeutet natürlich nicht, dass du beim Sex ständig darüber nachdenken musst, auch wenn du damit bewusst spielen kannst. Ein trainierter Beckenboden ermöglicht es dir zum Beispiel, einen Penis, ein Sexspielzeug oder auch einen oder mehrere Finger mit deiner Vagina bewusst zu umfassen. Wenn du Lust hast, kannst du beim gemeinsamen Sex oder bei der Selbstbefriedigung einmal ausprobieren, was passiert, wenn du dabei den Beckenbodenlift machst.

Viel Spaß!

Ein Herz für den Beckenboden

Lesezeit: 2 Minuten

Das kannst du im Alltag für einen gesunden Beckenboden tun:

Beckenbodenfreundlich atmen! Falls du Pilates oder Yoga machst, Kurse wie Bauch-Beine-Po-Fitness besuchst oder mit Gewichten trainierst, denke bitte auch hier immer daran, bei der Anstrengung – also beim Anspannen – auszuatmen. Das gilt natürlich auch für anstrengende körperliche Aktivitäten im Alltag. Durch die richtige Atmung schützt du den Beckenboden vor zu viel Druck.

Beckenbodenschonend heben! Alles, was den Rücken vor ungünstigen Belastungen bewahrt, schont auch den Beckenboden. Das bedeutet: Wenn du etwas hochheben willst, gehe zunächst in die Knie und spanne dann (ausatmend, siehe oben) den Beckenboden an, während du dich – mit der Last in Händen – wieder aufrichtest. Lass dabei den Rücken gerade. Geht es um sehr schwere Lasten oder das Verschieben schwerer Schränke, nutze Hilfsmittel wie Transportroller oder Möbelrollen. Oder teile die Last auf. Lass dir auch gerne von jemandem helfen.

Bewahre eine königliche Haltung! Egal, ob du sitzt oder stehst, wenn du in dich zusammensackst, mit rundem Rücken und vorgeschobenem Kinn, belastest du deinen Beckenboden unnötig über Gebühr. Um eine gesunde Haltung anzunehmen, hilft eine Visualisierung: Stell dir vor, an deinem Hinterkopf ist – in Verlängerung deiner Wirbelsäule – eine Schnur angebracht, die dich nach oben zieht. Auf diese Weise nimmst du automatisch eine gerade Haltung an. Diese trainierst du zum Beispiel auch mit Yoga oder mit der Alexandertechnik, einer Methode, mit der Fehlhaltungen und ungünstige Bewegungsgewohnheiten nachweislich sanft korrigiert werden können und die Schauspieler und Tänzer in ihrer Ausbildung erlernen (mehr dazu zum Beispiel unter www.alexander-technik.org). Nicht umsonst sagt man ja »Krone richten und weiter geht's«.

Beckenbodenschonend tragen! Musst du Einkäufe schleppen, benutze einen Rucksack oder verteile die Last möglichst auf zwei ungefähr gleich schwere Taschen. Achte darauf, dass du beim Tragen gerade bleibst und dich nicht vornüberbeugst. Trägst du (d)ein Baby in einer Trage, achte darauf, dass diese richtig für dich und das Kind eingestellt ist – dafür kann eine Trageberatung sinnvoll sein. Das Kind solltest du nur so lange vor dem Bauch tragen, bis es maximal acht Kilo wiegt, danach trage es besser auf dem Rücken.

Beckenbodenschonend husten und niesen! Beim Husten und Niesen werden die inneren Organe in Richtung Beckenboden gepresst, und du spannst unwillkürlich den Beckenboden an. Du kannst die dadurch entstehende Belastung etwas verringern, indem du beim Niesen oder Husten mit dem Rücken aufrecht bleibst und dich außerdem mit dem Oberkörper zur Seite drehst.

Beckenbodenfreundlich essen! Selbst bei den Mahlzeiten kannst du einiges für deinen Beckenboden tun. Wenn du Fast Food weitgehend meidest und dich ballaststoffreich ernährst – also mit viel Gemüse, Hülsenfrüchten, Obst und Vollkornprodukten, aber mit wenig tierischen Produkten und kaum Süßem und Weißmehl, vermeidest du Verstopfung und reduzierst möglicherweise sogar – sofern vorhanden – Übergewicht. Dadurch eliminierst du zwei wesentliche Belastungsfaktoren für den Beckenboden.

29 Übung C 2: Die Beckenschaukel im Liegen (Grundform)

Lesezeit: 2 Minuten

Besonders geeignet für:

- Anspannungstypen
- Reibungstypen
- Sinnlichkeitstypen

Empfehlenswerte Auslösemomente:

Ideal sind Auslöser in Situationen, in denen du bereits auf einer – möglichst festen – Unterlage liegst. Zum Beispiel, wenn du dich gerade auf deine Gymnastikmatte gelegt hast, um Pilates oder Yoga zu machen. Oder wenn du dich abends ins Bett gelegt hast – oder auch morgens direkt nach dem Aufwachen.

Alternativ: Momente, in denen du dich kurz hinlegen kannst, etwa in deinem Arbeitszimmer oder Büro nach Beginn deiner Mittagspause (wenn du nicht gerade in einem Großraumbüro arbeitest).

So geht's:

Leg dich auf den Rücken, und winkle die Beine an, die Füße stehen auf dem Boden.

Auch bei dieser Übung ist die Zwerchfellatmung essenziell. Lege also wieder eine Hand auf den unteren Bauch, unterhalb des Bauchnabels. Die andere Hand schiebst du flach unter den unteren Rücken, mit der Handfläche nach unten.

Atme nun zur Einstimmung mehrere Male tief in den Bauch ein und wieder aus. Lass den Bauch bei der Einatmung rund werden, als hättest du unterm Bauchnabel einen Luftballon. Bei der Ausatmung entweicht die Luft wieder völlig aus dem »Ballon«, dein Bauchnabel wandert Richtung Wirbelsäule.

Wenn du einen angenehmen Atemrhythmus gefunden hast, beginnt die eigentliche Beckenschaukel:

Drücke bei der nächsten Ausatmung deinen unteren Rücken gegen die Unterlage, sodass deine Hand darunter ganz platt wird.

Bei der nächsten Einatmung geh ins Hohlkreuz, achte dabei darauf, dass das keine Schmerzen verursacht (die Hand unterm Rücken kannst du jetzt wegziehen, sie sollte dir nur die Bewegung klarmachen).

Atme wieder aus und drücke den Rücken auf die Unterlage.

Atme ein und geh ins Hohlkreuz.

Und so weiter. Anfangs ist die Bewegung vielleicht noch etwas ungewohnt. Du kannst sie ganz klein ausführen, dass sie fast nur gedacht wird, oder auch ganz groß machen, wie es dir zunächst besser passt. Mit der Zeit wird sie dir immer leichterfallen, weil dein Körper sich die Bewegung merkt und die dafür notwendigen Muskelfasern stärker werden. Sie trainiert – mehr oder weniger – alle Muskeln zwischen Bauchnabel und Oberschenkel, dabei vor allem auch deinen Beckenboden.

Du wirst wahrscheinlich bald feststellen, dass sich durch die Schaukelbewegung die Empfindungen deines Genitalbereichs verstärken und abschwächen lassen.[25]

Rolle der Bewegung beim Sex:

Die Beckenschaukel ist *die* Übung für mehr Spaß und Genuss beim Sex. Sie sorgt für bessere Durchblutung deines Genitalbereichs, so werden die Nerven optimal versorgt. Weil auf Anspannung immer wieder Entspannung folgt, klemmen weder Blutgefäße noch Nerven ab, die neuronalen Signalwege, die vom Genital in den ganzen Körper und zum Gehirn verlaufen, sind frei.

Außerdem gibt die Beckenschaukel dir langfristig das Zepter für bessere Kontrolle über deine sexuelle Erregung in die Hand: Je nachdem, ob du das Becken vor- oder zurückkippst und wie schnell du das machst, kannst du mit der Zeit deine Erregung lokal intensivieren, und/oder du kannst sie abschwächen und weiter verteilen, um sie länger zu halten. (Anfangs, wenn die Bewegung noch ungewohnt ist, ist es allerdings möglich, dass sie dich irritiert und deine Erregung schwindet. Lass dich davon bitte nicht entmutigen. Wechsle in diesem Fall die Beckenschaukel mit gewohnten Erregungsmodi ab, aber gib sie bitte nicht auf.)

Durch die sanfte Bewegung und die Zwerchfellatmung aktivierst du außerdem unter anderem den Vagusnerv, den größten und wichtigsten Nerv des Parasympathikus. So vermeidest du, in den vom Sympathikus gesteuerten Kampf-oder-Flucht-Modus zu geraten, dein Gegenüber wird nicht zum »Feind«, du kannst genießen und liebevolle Gefühle empfinden.

Teste die Bewegung gerne beim Sex. Das ist in fast jeder Stellung möglich. Allerdings kann das anfangs auch zu Verwirrung führen – hab darum bitte Geduld!

Wichtig: Trotz der vielen möglichen Abwandlungen der Beckenschaukel übe bitte immer nur eine Variante pro Übungseinheit. Wechsle also bitte nicht mittendrin von der Grundform im Liegen zur Reiterstellung oder in den Vierfüßlerstand. Dies, damit du dich wirklich auf den

Bewegungsablauf und deine Empfindungen konzentrierst. Innerhalb der Variante kannst du aber experimentieren, wie in der Beschreibung vorgeschlagen. Und: Beim Sex darfst du so wild wechseln, wie es dir beziehungsweise euch Spaß macht!

30 Übung C 3: Die Beckenschaukel im Sitzen

Lesezeit: 50 Sekunden

Besonders geeignet für:

- Anspannungstypen
- Reibungstypen
- Sinnlichkeitstypen

Empfehlenswerte Auslösemomente:

Alle Auslöser in Situationen, in denen du bereits sitzt, zum Beispiel, wenn du gerade den Computer nach der Arbeit ausgeschaltet hast.

Ein Auslöser könnte auch sein, dass du dich gerade hingesetzt hast. Die Beckenschaukel im Sitzen kannst du – mit reduziertem Radius – so machen, dass du in der Öffentlichkeit, zum Beispiel in öffentlichen Verkehrsmitteln, nicht auffällst.

So geht's:

Dein Bewegungsspielraum ist hier natürlich geringer als bei der Beckenschaukel-Grundform im Liegen (voriges Kapitel), das macht aber nichts, im Gegenteil. Durch den Widerstand der Sitzfläche bekommst du noch einen zusätzlichen Impuls, um Neues an der Bewegung zu entdecken.

Stell deine Füße hüftbreit auf den Boden auf, also so, dass zwei Fäuste waagerecht dazwischenpassen. Die Grundbewegung ist genau die gleiche wie bei der Beckenschaukel-Grundform, die du aus dem vorigen Kapitel kennst: Gehst du ins Hohlkreuz, atmest du ein, machst du den unteren Rücken rund, atmest du aus.

Vielleicht findest du es schwierig, im Sitzen den unteren Rücken zu runden und ins Hohlkreuz zu gehen. Fokussiere dich in diesem Fall auf deine Sitzbeinhöcker (lies dazu gern auch noch mal das Kapitel 27 »Der Beckenboden – das unterschätzte Multitalent«): Pendele dann zunächst mit geradem Oberkörper nur ganz leicht über die Sitzbeinhöcker vor und zurück. Lege dann die Hände auf die Oberschenkel, und weite die Bewegung aus: Rolle mit dem Becken über die Sitzbeinhöcker.

Du kannst dich auch an deinem Genital orientieren: Bist du im Hohlkreuz, drückst du dein Genital in Richtung oder auf die Sitzfläche. Beim Rückenrunden zeigt deine Vulva mehr nach vorn.

Rolle der Bewegung beim Sex:

Genau wie bei der »originalen« Beckenschaukel (C 2).

31 Übung C 4: Die Beckenschaukel in Reiterstellung

Lesezeit: 45 Sekunden

Besonders geeignet für:

- Anspannungstypen
- Reibungstypen
- Sinnlichkeitstypen

Empfehlenswerte Auslösemomente:

Alle Auslöser in Situationen, in denen du einige Kissen oder Decken und eine Unterlage wie einen Teppich oder eine Gymnastikmatte zur Verfügung hast und ungestört bist (oder dich nicht durch andere stören lässt). Also zum Beispiel, wenn du gerade von der Arbeit nach Hause gekommen bist und Schuhe und Jacke ausgezogen hast.

So geht's:

Du legst einige Kissen oder Decken auf einen Haufen und setzt dich mit angewinkelten Knien – eben in Reiterstellung – darauf. Nun machst du die Beckenschaukel, wie du sie gelernt hast. Achte darauf, wie anders sie sich in dieser Stellung anfühlt. Du kannst in dieser Stellung einiges ausprobieren. Teste etwa, deine Knie weiter oder weniger weit zu öffnen. Schiebe dabei deine Fußspitzen zusammen oder lass sie weiter auseinander ruhen, sodass die Unterschenkel ganz oder fast parallel sind.

Experimentiere auch mit dem Neigungswinkel deines Oberkörpers: Beuge dich einmal, so weit du kannst, nach vorn. Ein anderes Mal beuge ihn nur leicht vorwärts. Wieder ein anderes Mal lässt du den Oberkörper ganz senkrecht. Oder du beugst ihn nach hinten und stützt dich einmal auf den Händen und einmal auf den Unterarmen ab. Wie verändern sich deine Empfindungen?

Denke dabei nicht nur an deinen Unterleib, sondern an den ganzen Körper.

Rolle der Bewegung beim Sex:

Genau wie bei der »originalen« Beckenschaukel (C 2).

32 Übung C 5: Die Beckenschaukel im Stehen

Lesezeit: 30 Sekunden

Besonders geeignet für:

- Anspannungstypen
- Reibungstypen
- Sinnlichkeitstypen

Empfehlenswerte Auslösemomente:

Alle Auslöser in Situationen, in denen du schon stehst. Zum Beispiel, wenn du gerade die Zahnpasta auf die Zahnbürste gedrückt hast, die Dusche angestellt hast, wenn du beim Abwasch zur Spülbürste gegriffen hast – und so weiter.

So geht's:

Stell dich zunächst hüftbreit hin (zwei Fäuste passen waagerecht zwischen die Füße, du erinnerst dich), und halte die Knie ganz leicht gebeugt, sodass sie mitfedern können.

Schaukele nun dein Becken vor und zurück: Wenn du den Po nach hinten ausstreckst (Hohlkreuz), atme ein und lass den Beckenboden locker. Beim Ausatmen machst du die Gegenbewegung, gehst also in den Rundrücken.

Wie bei der Reiterstellung kannst du ausprobieren, was passiert, wenn du die Füße weiter auseinanderstellst. Oder vielleicht möchtest du testen, mehr in die Knie zu gehen. Achte auch hier ganz bewusst darauf, was mit deinen Empfindungen passiert.

Rolle der Bewegung beim Sex:

Genau wie bei der »originalen« Beckenschaukel (C 2) sorgt auch die Beckenschaukel im Stehen für eine bessere Durchblutung deines Genitalbereichs und die Nerven werden optimal versorgt. So hast du mehr Genuss und Spaß beim Sex.

33 Übung C 6: Die Becken-Oberkörper-Schaukel im Vierfüßlerstand

Lesezeit: 1 Minute

Besonders geeignet für:

- Anspannungstypen
- Reibungstypen
- Sinnlichkeitstypen

Empfehlenswerte Auslösemomente:

Alle Momente, in denen du kurz Zeit hast und dir genug Platz und eine geeignete Unterlage – Teppich, Gymnastikmatte oder Ähnliches – zur Verfügung stehen.

So geht's:

Diese Übung verbindet die Oberkörperschaukel (»Das Medaillon«, B 2 aus Kapitel 24) mit der Beckenschaukel. Stelle im Vierfüßlerstand die Hände so auf, dass sie sich genau unter den Schultergelenken befinden, die Knie sind unter den Hüftgelenken.

Nun gehst du bei der tiefen Einatmung ins Hohlkreuz und drückst den sich wölbenden Bauch Richtung Boden. Lass den Beckenboden locker. Das Brustbein streckst du weit nach vorne, wie in der Medaillon-Übung (anders als in der Medaillon-Übung ziehst du die Schulterblätter aber diesmal nicht zueinander, damit du in den Schultergelenken stabil bleibst und dein Oberkörper nicht absackt). Lass den Hals gerade in

Verlängerung der Wirbelsäule, damit du deine Nackenwirbel nicht zusammenquetschst.

Bei der Ausatmung machst du einen Katzenbuckel. Zieh deinen Bauchnabel so weit nach innen oben, als wolltest du den letzten Rest aus einer Tube herausdrücken. Um den Beckenboden in dieser Position zu aktivieren, kannst du dir vorstellen, wie du einen Finger oder einen Penis in deine Vagina saugst.

Teste auch hier unterschiedliche Geschwindigkeiten und Rhythmen: Halte die Positionen einmal eine Weile, ein andermal wechsle in schneller Folge.

Übrigens, falls du Yoga machst, wird es dir aufgefallen sein: Die Becken-Oberkörper-Schaukel entspricht den in der Regel im direkten Wechsel ausgeführten Yogapositionen »Kuh« (wenn du die Brust nach vorn streckst und der Bauch sich wölbt) und »Katze« (wenn du den Rücken rundest und den Bauchnabel zur Wirbelsäule ziehst).

34

Übung C 7: Beckenschaukel mit »Joystick« im Liegen

Lesezeit: 2 Minuten

Besonders geeignet für:

- Anspannungstypen
- Reibungstypen
- Sinnlichkeitstypen

Empfehlenswerte Auslösemomente:

Alle Momente, in denen du kurz Zeit hast und noch oder bereits am Unterkörper nackt bist, zum Beispiel direkt nach dem Aufstehen oder vor dem Zubettgehen.

Benötigtes Zubehör:

- eventuell ein Kissen
- ein Dildo[26]
- Gleitgel

So geht's:

Du machst die Beckenschaukel im Liegen (wie in Kapitel 27, C 2 »Die Beckenschaukel im Liegen, Grundform« beschrieben).

Diesmal legst du zusätzlich deinen Finger in den Eingang deiner Vagina und beobachtest zunächst, was passiert – mit deinen Empfindungen und deiner Neugier. Vielleicht bekommst du ja Lust, den Finger teilweise oder auch ganz mit der Vagina aufzunehmen? Dann probiere das ruhig aus. Du darfst den Finger auch bewegen. Teste einfach, was dir ein-

und gefällt: hin und her, im Kreis um den vaginalen Eingang herum, rein und raus, mit gekrümmten oberen Fingergliedern – alles ist möglich. Beobachte wieder, was du fühlst: Was spürt dein Finger? Was deine Vagina? Wo fühlt es sich intensiver an, wo weniger?

Vielleicht benötigst du ein festes Kissen unterm Po, damit dein Genital nach vorn kippt und du deine Vagina gut erreichst. Denk bitte daran, dabei mit der Beckenschaukel weiterzumachen (sonst bist du bei Übung A 3 aus Kapitel 21 »Forschungsexpedition in die Vulva- und Vagina-Regionen«).

Wenn du dich in mehreren Übungseinheiten an den Finger gewöhnt hast, besorge dir für den nächsten Schritt einen Dildo etwa in durchschnittlicher Penisgröße – das ist ein Sexspielzeug, das einem erigierten Glied nachempfunden ist, aber keine Vibrationsfunktion hat. Bitte achte darauf, kein zu großes Exemplar zu besorgen, ein Dildo, der sich am unteren Durchschnitt orientiert – also etwa zehn Zentimeter Länge und drei Zentimeter Durchmesser –, reicht völlig! (Du kannst natürlich auch einen ausgeschalteten Vibrator benutzen, falls du einen hast, der passend ist.)

Nun machst du das, was du zuvor mit dem Finger getan hast, mit dem Dildo. Bitte benutze dabei unbedingt Gleitgel, damit es nicht wehtut. Zwar erhältst du vom Dildo keine Rückmeldung ans Gehirn, so wie von deinem Finger. Dafür kommst du mit dem Sexspielzeug an Stellen, die du mit deinem Finger möglicherweise nicht – oder nur mit großen Verrenkungen – erreichst. Dazu gehören vor allem der wunderbar sensibilisierbare Muttermund und auch die G-Zone am Dach der Vagina (lies auch gern noch einmal das Kapitel 18 »Geschaffen, um zu erregen« zu diesem Thema), die beide auf Druck reagieren.

Auch mit dem Dildo kannst du Verschiedenes ausprobieren: Wie fühlt es sich an, wenn er nur am Eingang der Vagina liegt? Was passiert mit deinen Empfindungen, wenn die Vagina ihn weiter aufnimmt? Kann deine Vagina ihn vielleicht ohne Zutun der Hand in sich hereinziehen? Ihn wieder herausdrücken? Was, wenn du ihn rotieren lässt? Was geschieht, wenn du ihn vor- und zurückschiebst? Und wie fühlt es sich an, wenn du ihn nach rechts und links oder rauf- und runterbewegst wie einen Joystick an der Spielekonsole?

Auch bei dieser weiterführenden Variante gilt natürlich: Höre nicht auf, die Beckenschaukel zu machen. Es kann anfangs herausfordernd sein, zwei verschiedene Bewegungen auf einmal zu machen, aber nach einer Weile gewöhnst du dich daran.

Bei beiden Varianten, ob mit Finger oder Dildo, wird das Innere der Vagina weiter sensibilisiert, während du gleichzeitig die Beckenschaukel trainierst.

Rolle der Übung beim Sex:

Durch das Aufnehmen von Finger beziehungsweise Dildo ähnelt die Übung logischerweise mehr einer Penetration beim Sex, denn sie *ist* ja eine Penetration mit einem Gegenstand. So kannst du dich in Ruhe daran gewöhnen, wie sich die Beckenschaukel anfühlt, wenn etwas in dir drin ist. Das trägt dazu bei, dass dich die Bewegung nicht aus dem Konzept bringt, wenn du sie schließlich beim gemeinsamen Sex einsetzt. Es ist ein bisschen so, als würdest du Tennis lernen. Da übst du die Bewegung für die Vor- oder Rückhand ja auch erst mal »trocken«, aber irgendwann ist es trotzdem an der Zeit, dass der Ball ins Spiel kommt. Nur so entwickelst du ein Gefühl dafür, wie du ihn treffen musst, damit du tatsächlich mit einer anderen Person ein Match machen kannst. Wichtig: Dies soll kein verstecktes Plädoyer dafür sein, dass nur penetrierender Sex »richtiger« Sex ist. Sex, der sich auf das Reizen der äußeren Genitalien beschränkt, ist weder schlechter noch besser, sondern einfach nur eine andere Art der Erregung.

Wenn du allerdings deine Möglichkeiten, dich zu erregen, erweitern möchtest, um in jeder Position und Lage Spaß am Sex zu haben, dann ist eben auch das Innere der Vagina eine dieser erschließbaren Möglichkeiten.

35 Übung C 8: Beckenschaukel mit »Joystick« in Reiterstellung

Lesezeit: 2 Minuten

Besonders geeignet für:

- Anspannungstypen
- Reibungstypen
- Sinnlichkeitstypen

Empfehlenswerte Auslösemomente:

Alle Momente, in denen du einige Minuten Zeit hast und noch oder bereits am Unterkörper nackt bist. Zum Beispiel der Augenblick, in dem du dein Pyjamaoberteil bereits angezogen hast, aber noch nicht das Unterteil. Oder der Moment, wenn du dich nach dem Duschen abgetrocknet und das Handtuch aufgehängt hast.

Benötigtes Zubehör:

- mehrere feste Kissen
- ein Dildo
- Gleitgel

So geht's:

Wie schon bei der Beckenschaukel in Reiterstellung (C 4) in Kapitel 31 beschrieben, baust du dir einen kleinen Kissenberg und setzt dich rittlings darauf. Dann beginnst du, die Beckenschaukel in Reiterstellung zu üben.

Zusätzlich legst du zu Beginn wieder deinen Finger an den Scheideneingang und schaust, was passiert. Möchtest du ihn aufnehmen? Mit dem Finger die Vagina erkunden? Ihn kreisen lassen? Wie fühlt sich das an? Am Finger? Und dort, wo er berührt?

Hast du einige Übungseinheiten »nur« mit Finger absolviert, ersetzt du ihn wie in der vorherigen Übung mit dem Dildo – auch hier denke unbedingt an das Gleitgel.

Nun hast du allerdings noch viel mehr Möglichkeiten als in Übung C 7: Zunächst kannst du den Dildo wieder festhalten und mit der Hand dirigieren. Ihn wieder vor- oder zurückschieben. Verschiedene »Joystick«-Positionen ausprobieren, ihn etwa rotieren lassen, ihn nach links und rechts oder nach oben und unten und natürlich in alle Zwischenpositionen »hebeln«.

Darüber hinaus kannst du den Dildo aber auch loslassen und freihändig gegen den Widerstand des Kissenberges (darum sollen es auch feste Kissen sein) auf ihm reiten.

Wie in Übung C 4 teste hier verschiedene Positionen: Lehne dich ein bisschen oder auch weit nach vorne oder ein bisschen oder komplett zurück und beobachte, was passiert – mit dem Dildo, aber auch mit dem, was du fühlst.

Rolle der Übung beim Sex:

Wie in der vorigen Übung trainierst du hier die Beckenschaukel unter »echteren« Bedingungen. Das hat den Vorteil, dass du dich an ungewohnte Empfindungen peu à peu gewöhnen kannst. So kommst du später beim gemeinsamen Sex nicht aus dem Konzept, denn dein Körper kennt die Bewegung bereits ebenso gut wie dein Kopf und führt sie automatisch aus. Du dagegen kannst dich auf das Wesentliche konzentrieren: den Spaß bei der Sache!

Teil V

Die ganz normalen Böen des Lebens – wie der Baum deiner Sexualität jetzt fest verwurzelt bleibt und weiter Früchte der Lust trägt

Im ersten Teil des Buches hatte ich in Kapitel sechs »Wahrheit Nummer sechs: Lust kann stark wie ein Baum werden« deine Sexualität mit einem Baum verglichen. Dieser »Baum« kann wachsen, gedeihen, sich fest verwurzeln und Früchte der Lust tragen (ja, auch schon mal ordentlich scharfe Chilis). Am besten klappt das, wenn du ihn regelmäßig gießt und düngst. Gießen und Düngen bedeutet in diesem Fall: deine Sexualität aktiv in dein tägliches Leben einzubinden. Je besser das klappt – und dabei hilft dir das Lust-Micro-Training –, desto erregbarer wirst du. Und je besser deine Erregungsfähigkeit ist, desto mehr Leichtigkeit bekommt der Sex und umso mehr Spaß macht er. Das bedeutet: Er wird eine echte Ressource, und du bekommst Lust drauf.
Allerdings gibt es auch Böen – manchmal sogar richtige Stürme –, die an deinem Baum rütteln können. Damit meine ich spezielle Situationen oder Lebensphasen, in denen die Sexualität schon mal ins Hintertreffen gerät und/oder sich schneller als gewöhnlich Lustlosigkeit breitmachen kann.

Das kann der Fall sein, wenn die Hormone verrücktspielen. Zum Beispiel bei PMS in der zweiten Zyklushälfte oder wenn du die Pille abgesetzt hast – vielleicht, um schwanger zu werden. Auch die Wechseljahre und die Zeit danach, die Postmenopause, sind Phasen, in denen durch hormonelle und körperliche Veränderung die Libido oft – nicht immer – leidet. Dann gibt es Zeiten, in denen wir einfach mit unserem Körper hadern. Vielleicht, weil wir viel zu- oder abgenommen haben. Weil wir älter werden und nicht mehr so straff und glatt sind wie früher. Weil wir vor nicht so langer Zeit ein Kind bekommen haben und noch weit entfernt sind von unserem Vor-Schwangerschafts-Körpergefühl. Auch anhaltender Stress, Zeitmangel und ein extremer Mental Load setzen unserer Sexualität zu. Eine Herausforderung kann auch eine in die Jahre gekommene Partnerschaft sein, aus der ein bisschen die Luft raus zu sein scheint, weil die Beteiligten sich – scheinbar – nicht mehr viel zu bieten haben. Nicht selten kommen auch mehrere dieser Faktoren zusammen.
In all diesen Lagen kann es ratsam sein, unserem Baum neben der Basis-Pflege – dem Lust-Micro-Training – noch ein wenig Extra-Aufmerksamkeit zukommen zu lassen. Und genau darum geht es in den nächsten Kapiteln.

Bitte denke bei der Lektüre immer daran: Die Ratschläge und Informationen, die ich dir in diesem Buch und insbesondere in den folgenden Kapiteln gebe, sind naturgemäß nicht allumfassend. Über jedes der angesprochenen Themen ließe sich ein eigenes Buch schreiben. Ich habe sie nach bestem Wissen und Gewissen recherchiert und zusammengestellt, übernehme aber keine Garantie für ihr Funktionieren. Das Gesagte kann dir Denkanstöße und Ideen für die Zukunft geben, aber es ersetzt keine Therapie, keine ärztliche Konsultation und keine Beratung durch Fachleute!

36 Ich habe zu manchen Zeiten meines Zyklus keine oder viel weniger Lust

Lesezeit: 3 Minuten (exkl. Interview am Ende des Kapitels)

Grundsätzlich helfen die Basis-Übungen des Lust-Micro-Trainings unabhängig von den Phasen deines Zyklus, erregungsfähiger zu werden – und damit auch besser und schneller Lust zu entwickeln.

Trotzdem ist es ganz wichtig, dass du dir immer wieder bewusst machst: Niemand ist verpflichtet, immer im gleichbleibenden Maß – oder überhaupt – Lust auf Sex zu haben! Du darfst so »unlustig« sein, wie du willst! Immer!

Wenn du deine Unlust in bestimmten Zyklusphasen beeinflussen willst, darfst du dir wieder zunächst die Frage stellen, ob es dich persönlich stört, jetzt keine Lust zu haben – oder ob du aus irgendeinem äußeren Grund den Eindruck hast, gleichmäßig als »lustvolle Frau« zur Verfügung stehen zu müssen. Etwa, weil du meinst, dass das zu einer guten Beziehung dazugehört oder dazu, »gut im Bett« zu sein. Oder weil der Mensch an deiner Seite sich hin und wieder über deine vorübergehende Lustlosigkeit beschwert. Hier ist es empfehlenswert, ebenso regelmäßig, wie du deine LMT-Übungen machst, Kontakt zu den eigenen Wünschen aufzunehmen: Was will eigentlich ich? Wie das klappt, dazu mehr in Kürze.

Manchmal betrifft die Null-Bock-Phase die Tage vor den Tagen oder bei manchen Frauen auch die Zeit der Menstruation. Wobei die Sache in diesen Zykluszeiten häufig noch ein bisschen komplizierter sein kann. Zwar gibt es durchaus Frauen, die jetzt insgesamt weniger erregbar sind. Bei einer ganzen Reihe Frauen ist es aber umgekehrt: Sie verspüren jetzt relativ leicht körperliche Erregung, unter anderem, weil der gesamte Genitaltrakt inklusive Klitoris vor und während der Periode wunderbar durchblutet ist. Sie haben aber trotzdem keine Lust auf gemeinsamen Sex, oder sie gestatten sich vielmehr nicht, Lust auf gemeinsamen Sex zu haben, weil sie sich davor fürchten, auf Ekel beim Gegenüber zu stoßen und zurückgewiesen zu werden. Dies, weil sie davon ausgehen, dass der oder die andere keinen Sex haben möchte, wenn sie bluten. Manchmal basiert diese Annahme auf Wissen – es gibt natürlich einige Menschen, die kein Blut sehen können. Oft ist sie aber eine reine Vermutung. Die simple Lösung? Nachfragen! Erfahrungsgemäß sind hier viele Menschen offener als zunächst angenommen.

Andere Frauen haben während der Menstruation trotz gesteigerter Erregung keine Lust auf Sex, weil ihnen die »Kosten« für den Sex in Form einer »Sauerei« zu hoch sind – hier greift wieder das ökonomische Modell der Lust (siehe Kapitel 5). Auch diese Unlust ist völlig legitim.

Wer wollen muss, will meistens nicht

Wünschst du dir Lust nicht (oder nicht nur) für dein eigenes Wohlbefinden, zählst du wahrscheinlich zu den Frauen, die im zweiten Teil des Comeback-Testes herausgefunden haben, dass ihre Motivation zum Sex häufig eine soziale ist.

Leider sind Wollen und Müssen aus psychologischer Sicht

meist zwei sehr gegensätzliche Angelegenheiten, die schnell in eine Art Zwickmühle führen: Wer muss, will oft nicht – und das häufig allein aus dem Grund, weil er eben muss (oder glaubt zu müssen). Das Gefühl, wollen zu müssen, kann dir darum die Lust gründlich verderben.

Eine bessere Antenne für die eigenen Bedürfnisse zu entwickeln und diese dann auch »egoistisch« zu vertreten, kann hingegen ein großer Lustbooster sein. Für dich selbst, aber auch für dein Gegenüber, denn wenn du wirklich überzeugt bist von dem, was du tust, und es nicht nur dem oder der anderen zuliebe machst, kann das sehr anziehend sein: Win-win. Einer meiner wichtigsten Lehrer, David Schnarch, sprach hier von der Notwendigkeit zur Differenzierung. Mit anderen Worten: Es ist sehr ungünstig, sich nur auf das sexuelle Erleben der anderen Person zu konzentrieren und deren Bedürfnisse erahnen zu wollen, denn dann verlierst du dich selbst aus den Augen. Gerade in engen Beziehungen ist es wichtig, Autonomie zu wahren und Verantwortung fürs eigene Erleben zu übernehmen.

Kein (oder nur ein scheinbarer) Widerspruch dazu ist es, gerade in der vermeintlich lustlosen Zeit Raum für körperliche Begegnung mit dem oder der Liebsten zu schaffen, statt von vornherein zu sagen: Ach, da hab ich ja sowieso keinen Bock! Sich zu verabreden – zum Beispiel, um miteinander nackt zusammen auf dem Bett zu liegen, mit der ausdrücklich ausgesprochenen Vereinbarung, keinen Sex haben zu müssen – kann helfen. So könnt ihr ohne Druck herausfinden, ob und worauf ihr wirklich Lust habt, denn hier wird das »Müssen« ausgesperrt.

Übrigens, falls du – zum Beispiel vor oder während deiner Menstruation – unter düsterer Laune und Reizbarkeit leidest, kann dir bewusste Zwerchfellatmung helfen. Sie hilft auch dabei, Krämpfe zu lindern. Gefällt dir dein Körper jetzt weniger, kannst du mit bewusstem Atem und Bewegung einen milderen Blick auf dich selbst und ein angenehmeres Körpergefühl gewinnen.

In diesen Situationen zusätzlich zum LMT-Training empfohlene Übungen:

D 1: Atem wie Wasser (Kapitel 45)

D 2: Auf der Spur deiner Intuition (Kapitel 46)

D 3: Bodylove (Kapitel 47)

D 4: Zwei-Zeit (Kapitel 48)

Auf den folgenden Seiten habe ich einen besonderen Leckerbissen für dich: Ich habe mit der Zyklusexpertin Josianne Hosner – auch bekannt als Josianne von Quittenduft – darüber gesprochen, was die natürlichen Schwankungen im weiblichen Zyklus ausmacht und wie du mit ihnen am besten umgehst. Dort findest du gleich jede Menge Anregungen, deinen Zyklus lustvoll zu leben – darum ist das Interview ausnahmsweise auch deutlich länger, als du es von den Texten in diesem Buch bisher gewöhnt bist. Josianne hat einfach so viele großartige Dinge gesagt, dass ich es beim besten Willen nicht stärker kürzen konnte. Bitte sieh das Interview als Bonus, den du lesen kannst, aber natürlich nicht musst. Ich rate dir aber, es zu tun: Es lohnt sich!

Interview mit Josianne Hosner: Die vier inneren Jahreszeiten – wie sich Lust im Laufe des Zyklus verändert

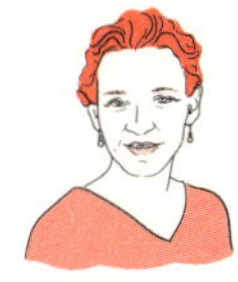

Lesezeit: 8 Minuten

Josianne Hosner – einigen vielleicht besser bekannt als Josianne von Quittenduft – ist Zyklusexpertin, Autorin und Mutter von drei Kindern. Ihre tolle Website quittenduft.ch ist eine Fundgrube für Wissen, News und schöne Dinge rund um den weiblichen Zyklus.

Josianne, du bist Expertin für den weiblichen Zyklus[27] und sprichst bei den Zyklusphasen von »inneren Jahreszeiten«. Was ist damit gemeint?

Ganz einfach: Die Zeit direkt nach der Menstruation, also dem »inneren Winter«, ist der »innere Frühling«, in dem das Östrogen wieder zu steigen beginnt. Dieses Hormon bringt neue Lustfunken in unseren Körper, die sich im Verlaufe der ersten Zyklushälfte zum »inneren Sommer« steigern, mit dem Crescendo des Eisprungs. Zu diesem Zeitpunkt ist die Lust sehr oft am größten. Biologisch ergibt dies Sinn, weil wir dann am fruchtbarsten sind. Nach dem Eisprung kommen weitere Tage, die sehr lustvoll sein können, das wäre dann, um in der Analogie zu bleiben, der »Spätsommer«, der dann in den »inneren Herbst«, die Zeit direkt vor der Menstruation übergeht. In dieser Zeit steigt das Progesteron, also das Hormon, das auch für die Erhaltung einer Schwangerschaft notwendig ist. Irgendwann bemerkt der Körper, dass wir nicht schwanger sind, die Hormone sacken ab, und dadurch wird die Menstruation, der »innere Winter«, ausgelöst.

Wie beeinflusst denn der Monatszyklus unsere Lust?

Frauen, die einen Menstruationszyklus haben und nicht oder natürlich verhüten, erleben im »inneren Frühling« und »inneren Sommer« meist einen deutlichen Lustanstieg. Das Hautbild ist oft besser, die Augen leuchten mehr, wir sind attraktiver, wortgewandter und auch mutiger, wenn die Partnerin oder der Partner beim Sex etwas Neues ausprobieren will. Wir sind Flirts gegenüber weniger abgeneigt, auch der Kleidungsstil ist häufig gewagter.

Zu Beginn der zweiten Zyklushälfte kommt es dann oft zunächst zu einer gewissen Zögerlichkeit. Vom Körper gibt es die Message: Langsam, lass uns erst mal schauen, ob du vielleicht schwanger bist! Darum kann es sein, dass nach dem Eisprung und im »inneren Herbst« die Lust abnimmt. Zugleich ist diese Zeit, die ich auch die »No Bullshit«-Phase nenne, häufig geprägt von PMS, dem prämenstruellen Syndrom mit Stimmungsschwankungen, Reizbarkeit, Müdigkeit und körperlichen Beschwerden wie Kopfschmerzen oder Brustspannen. Wir haben jetzt weniger Toleranz für und Geduld mit unserem Gegenüber, bemerken alles, was uns an diesem stört, können schlechter Abstand nehmen zu unseren Baustellen im Leben, und uns wächst leichter alles über den Kopf. Auch das kann uns in die Sexualität als Störfaktor hineingrätschen und ein Lustkiller sein.

Aber: Das muss nicht so sein! Ich kenne sehr viele Frauen, mich eingeschlossen, die sehr lustvolle »innere Herbste« erleben. Die Sexualität kann jetzt sehr kraftvoll und intensiv sein und eine innig verbundene Note bekommen, während sie zum Beispiel im »inneren Frühling« oft eher verspielt und neckisch ist.

Wie ist es mit Sex während der Menstruation?

Auch Sex während der Menstruation kann wunderschön und sehr lustvoll sein. Die natürliche Feuchtigkeit des Blutes und erhöhte Durchblutung im Becken kann sich sehr schön anfühlen. Sex zu dieser Zeit kann die Verbundenheit zwischen Sexualpartnern wirklich stärken. Aber es gibt natürlich auch Menschen, für die ist Sex während der Menstruation ein komplettes No-Go. Darum sollte die Initiative dazu immer von der menstruierenden Person ausgehen, und diese sollte vorab mit Partner oder Partnerin sprechen. Denn es kann natürlich sein, dass es auch für ihn oder sie ein No-Go ist – oder er oder sie findet es wunderschön.

Kurz: Jede der vier Zyklusphasen bringt eine andere sexuelle Energie mit sich. Diese unterschiedlichen Energien zu erkennen und zu spüren, dass sich Sex im und am Körper anders anfühlt, ist eine große Bereicherung für die eigenen sexuellen Erlebnisse.

Kann ich mich also »lustfreundlich« durch meinen Zyklus bewegen?

Ja, indem ich auf dem Schirm habe, dass sich meine sexuelle Energie je nach Zyklusphase nicht immer gleich äußert. Das bedeutet, ich darf mich so gut kennenlernen in meinen vier Zyklusphasen – mein unterschiedliches Verhalten, meine unterschiedliche Lust und den unterschiedlichen Ausdruck meiner Sexualität –, dass ich diese Unterschiedlichkeit als Bereicherung empfinde.

Viele Frauen sagen sich stattdessen leider: Irgendetwas ist komisch an mir, manchmal habe ich voll Lust, und manchmal brauche ich so lange, um in die Gänge zu kommen und feucht und heiß zu werden. Im Gegensatz dazu kann es im »inneren Frühling« und »inneren Sommer« auch mal richtig zur Sache gehen, spontan und abenteuerlich, auch mal mit Experimenten oder einem Quickie. Da hat eine Frau im »inneren Frühling« vielleicht Lust auf neue sexuelle Praktiken. Oder auf ein Nippelpiercing. Oder darauf, einmal in den Swingerklub zu gehen.

Im »inneren Herbst« stellt sie sich dann möglicherweise

für diese vorherigen »dreckigen« Gedanken infrage und schämt sich. Gerade der »innere Herbst« ist nämlich häufig eine Zeit des Zweifels, auch der Selbstabwertung. Dann bemerken wir an unserem Körper alles, was wir nicht so toll finden, was nicht mehr so gut funktioniert, und wir vergleichen uns sehr stark mit anderen. Wir sind oft müde und erschöpft von unserem Alltag. Und wenn dann noch so ein beschämender Gedanke über die eigene Sexualität hochkommt, ist das natürlich abtörnend.

Wissen hilft hier! So ist mir klar: Es gibt einerseits Phasen im Zyklus, in denen ich einfach hormonell bedingt schön feucht bin, viel Zervixschleim habe und es schon beim Anblick eines für mich anziehenden Menschen überall kribbelt. Andererseits gibt es Phasen wie den »inneren Herbst« oder den »inneren Winter«, in denen ich mehr Stimulation, Vorspiel und auch Ruhe brauche, bis es zum Sex kommt. Der dann vielleicht nicht so spontan passiert, sondern eher überlegt, vorbereitet, sinnlich und ruhig. Ein solches Selbstbewusstsein kann absolut sexy und attraktiv wirken. Denn so bist du eine Frau, die klar ist. Eine Frau, die ihre Grenzen kennt. Eine Frau, die auch mal »Nein« sagen kann, genauso gut, wie sie auch »Ja« sagen kann, weil sie frei entscheidet, was sie möchte. Ein solches Verhalten ist luststeigernd.

Kennen wir aber die vier Zyklusphasen im Hinblick auf Sexualität, können wir einordnen, was mit uns wann passiert, und lassen uns davon nicht die Lust verderben. Dann weiß ich, wo im Zyklus ich mich gerade befinde, welche Seite meiner Sexualität gerade zum Schwingen gebracht werden kann. Und dass verwegenere Fantasien und Wünsche im »inneren Frühling« und »Sommer« ganz normal sind. Das musst du aber erst einmal bemerken und beobachten, vielleicht über mehrere Zyklen hinweg, bevor du es in Worte fassen und dann im nächsten Schritt auch kommunizieren kannst.

Sich lustfreundlich durch den Zyklus bewegen heißt für mich, mir selber mit Wohlwollen und Wertschätzung zu begegnen, egal, welche innere Jahreszeit gerade dran ist. Dass ich mich nicht dafür verurteile, wenn ich gerade nicht so leicht entflammbar bin. Ich bin keine Maschine, und ich darf die verschiedenen Zyklusphasen verschieden empfinden. Ich darf auf diese Empfindungen eingehen und mir und meinem Körper vertrauen.

Was sind deiner Erfahrung nach die größten Lustkiller?

Wenn die Frage der Verhütung nicht geklärt ist und nicht klar ist, wer für welchen Part zuständig ist. Wichtig ist hier zu klären: Seid ihr zufrieden und beide einverstanden mit der Verhütungsmethode? Und sind beide auf der gleichen Seite, wenn es um einen Kinderwunsch oder eben keinen Kinderwunsch geht? Wurde das mal besprochen? Hat es vielleicht eine Veränderung gegeben bei einem oder einer der Beteiligten? Wurde diese auch besprochen?

Genauso kann es ein Lustkiller sein, wenn ein Paar nur in dem Zeitfenster des Eisprungs Sex hat, damit es möglichst zu einer Schwangerschaft kommt, nicht weil es Lust auf Sex hätte. All diese Dinge können Lustkiller sein, wenn sie nicht kommuniziert werden. Leider finden solche Gespräche häufig im »inneren Herbst« statt, wenn Dinge wie Trauer oder auch Wut und Enttäuschung über gehemmte oder nicht gelebte Sexualität hochkommen. Das ist oft sehr anstrengend und manchmal auch verletzend.

Ich empfehle darum, über das Verhütungsthema eher im »inneren Frühling« zu sprechen, wenn es euch leichtfällt und die neckische, verspielte Sexualität im Raum steht und du sagen kannst: »Hey du, jetzt kommen bald meine fruchtbaren Tage wieder, und ich könnte Sexualität noch viel mehr genießen, wenn wir eine Verhütungsmethode finden können, die für mich auch stimmt. Wie sollen wir es machen?«

Während des Sex ist dafür allerdings nicht der geeignete Zeitpunkt, das solltet ihr vorher klären.

Ein Lustkiller kann natürlich auch die Angst vor sexuell übertragbaren Krankheiten sein. Das ist berechtigt, da die Zahlen wieder steigen. Hier gibt es nur eins: Kondome schützen.

Gibt es Tipps, den Sex besonders zyklusgerecht auszuleben?

Für viele Paare würde es Sinn ergeben, im »inneren Frühling« und »inneren Sommer« fünf-, sechs-, siebenmal Sex zu haben. Es kann dann gut sein, dass im »inneren Herbst« vielleicht überhaupt keine Lust mehr aufkommt auf Sexualität, aber stattdessen ein total inniges Gefühl von Verbundenheit und Befriedigung nachhallend in uns klingt, weil wir zuvor auf den Putz gehauen haben und Spaß hatten. Den »inneren Herbst« könnte man auch betrachten wie die Kuschelzeit direkt nach dem Sex.

Das klingt, als folge der Sexualakt auch einem Zyklus?

Absolut. Die vier inneren Jahreszeiten lassen sich auch darauf übertragen. Es ist »Frühling«, wenn die Lust auf Sexualität erwacht, wir sie im Körper spüren und feststellen: »Ich hab Lust auf Sex.« Das Vorspiel geht dann über in den »Sommer«, und der Sexualakt mit dem Orgasmus als Höhepunkt ist die Analogie zum Eisprung. Der »Herbst« ist das Kuscheln nach dem Akt, bei dem Hormone ausgeschüttet werden, die die Verbindung zwischen zwei Herzen stärken, wenn wir uns also völlig erschöpft und befriedigt in den Armen liegen. Der »Winter« wiederum ist die Regeneration danach, wenn wir zum Beispiel einschlafen, bevor es dann vielleicht zu einer zweiten Runde kommt. Diese beginnt dann erneut mit dem »Frühling« und der Erregung und Lust, die wieder erwachen.

Neigen wir in bestimmten Zyklusphasen stärker zum Fremdgehen?

Oft ist es so: Wir sind in der Partnerschaft unzufrieden wegen Dingen, die gar nichts mit der Sexualität zu tun haben. Dann kann es sein, dass das gesteigerte Lustempfinden im »inneren Frühling« und »Sommer« uns zu Handlungen bringt, die wir nicht tun würden, wenn mit der Partnerschaft alles im grünen Bereich wäre. Ein Klassiker ist das Fremdgehen. Aber es beginnt schon damit, Freunde von früher, die erste große Liebe oder eine frühere Affäre mit diesem gesteigerten Lustempfinden wieder zu kontaktieren. Ein weiterer Klassiker: Das gesteigerte Lustempfinden trifft auf Frustration in einem anderen Bereich des Lebens, zum Beispiel bei der Arbeit. Das wird dann kompensiert mit Ausgehen und mit Alkohol zwei, drei Tage vor dem Eisprung. In so einer Situation landen manche von uns ziemlich schnell im Bett mit irgendeinem Typen – etwas, was uns kurz vor der Menstruation niemals passiert wäre. Deswegen ist es sehr gut, den eigenen Zyklus zu kennen, zu wissen, wie wir in welcher Phase drauf sind und reagieren.

Dann kannst du besser entscheiden: Trink ich jetzt noch ein Glas Wein, oder lass ich es lieber sein? Will ich das Risiko eingehen, meine Frustration in Alkohol zu ertränken und dann vielleicht noch mit jemand ins Bett zu hüpfen? Viele Frauen sagen hinterher: Ach, ich war so leichtsinnig, dabei finde ich diesen Typen doch gar nicht attraktiv, es ist einfach so passiert. Dann ist für mich immer relevant nachzufragen: Wo standest du gerade im Zyklus?

Was kann passieren, wenn wir Lust, zum Beispiel im »inneren Frühling«, nicht ausleben?

In der Partnerschaft kann nicht ausgelebte Sexualität zu großer Frustration führen. Gerade im »inneren Herbst« kann sich dann ein frustriertes Gefühl einstellen von: Ach, Mensch, wir haben das lustvolle Fenster verpasst. Und das, obwohl wir in jeder Zyklusphase Erregung und Lust empfinden können.

Ich denke, diese Reaktion ist eine *primal reaction*, also evolutionär bedingt, und hat damit zu tun, dass wir den Zeitpunkt für eine Befruchtung und eine Vermehrung verpasst haben. Das kann ganz unterschwellig ins Gefühlsleben einfließen als Enttäuschung, etwas nicht ausgelebt zu haben.

Ich kenne Frauen, die durch monatelange Selbstbeobachtung den wahren Grund für ihre Aggressionen im »inneren Herbst« erkannt haben, die sie bisher unter PMS einsortiert hatten: Sie kamen in der Sexualität im »inneren Frühling« und »Sommer« zu kurz. Diese Frauen haben erkannt, dass sie sehr lustvolle Personen sind, die vielleicht auch Lust haben in Situationen, wenn es gerade nicht in die Partnerschaft passt. Oder dass sie von Natur aus ein viel größeres sexuelles Feuer haben, sich aber eingeengt fühlen durch ihre Beziehung oder auch gesellschaftliche Konventionen à la »Das macht man nicht«.

Hier rate ich den Frauen, ihre eigene Sexualität unter die Lupe zu nehmen und von verschiedenen Warten heraus zu beleuchten, mein Lieblingstool dafür ist die Zyklusbrille. Danach folgt eine Phase des Mitteilens, der Kommunikation mit dem oder der Partnerin – und Verhandlungen.

37 Ich habe den Kopf vor lauter Stress nicht frei für Sex

Lesezeit: 3 Minuten, 50 Sekunden
(exkl. Interview am Ende des Kapitels)

In der »Wahrheit Nummer 4« in Kapitel vier hast du es schon gelesen: Die Erregung, die zeitlich begrenzter Stress verursacht – wie das Überqueren einer schwankenden Brücke –, kann durchaus in sexuelle Erregung umgemünzt werden. Aber auch alltäglicher Stress kann erregend wirken – vor allem Männer verschwinden oft bei der Arbeit auf dem Klo, um sich schnell einen runterzuholen. So nutzen sie clever das entspannende Potenzial der Berührung und des Orgasmus, um sich sofort wieder in Balance zu bringen.

Dauerstress ohne Entspannung ist hingegen einer der größten Lustkiller. Dieser Stress bringt dich in den Kampf-oder-Flucht-Modus: Alles in der Umgebung wird auf Gefahren gescannt. Für unsere Vorfahren konnte das lebensrettend sein, um Lust auf Sex zu entwickeln, ist es ungünstig: In diesem Modus nimmst du dein Gegenüber oft als Störfaktor wahr (diesen Mechanismus kennst du schon aus dem Anspannungs- und Reibungsmodus). Und warum solltest du Lust auf Sex mit einer Person entwickeln, die dich nervt?

Bei Stress spannst du außerdem deinen Körper an. Je länger die Spannung anhält, desto schlechter wird die Durchblutung, denn das Blut wird aus den Muskeln herausgepresst.

Du bist weniger leicht erregbar und fühlst weniger (lies hierzu auch gerne noch mal das Kapitel 22 »Komm in den Flow«).

Hinzu kommt: Dauerhaft zu viele Stresshormone im Körper können Sexualhormone verdrängen (mehr dazu erfährst du im Interview mit der Hormoncoachin Tabea Ruf am Ende des Kapitels).

Stresskiller: Atmung, Bewegung, Bottom-up-Strategie und Auszeiten

Leider können wir unsere Lebensumstände, die Stress in uns auslösen, oft nicht oder nicht sofort verändern. Aber du kannst lernen, den Stress zu beeinflussen. Bevor du jetzt bitter lachst: Es gibt tatsächlich wirksame Soforthilfen! Ein Geheimnis dabei ist es, den Vagusnerv – den »Ruhenerv« des Parasympathikus im vegetativen Nervensystem – zu aktivieren. Das stoppt jede Stressreaktion sofort. Dafür stehen dir wirkungsvolle Werkzeuge zur Verfügung:

Atmung

Bei Stress atmen wir flach in den Brustkorb. Sobald du lernst, deine Atmung stattdessen zur Zwerchfellatmung zu vertiefen, kannst du die Stressreaktion deines Körpers unmittelbar durch die Vagusaktivierung ausbremsen. Wichtig dabei ist, dass du tief »in den Bauch« atmest, also dein Zwerchfell nach unten dehnst, sodass sich dein unterer Bauch nach außen wölbt. Diese Atmung kann sich anfangs ungewohnt anfühlen, besonders, wenn du schon viel zu lange im Stressmodus bist und die flache Brustatmung für dich die »normale« ist. Darum ist eine der Übungen, die ich dir zusätzlich zum Lust-Micro-Training empfehle, die Übung »Atem wie Wasser« (D 1) im ergänzenden Übungsteil am Ende des Buches. Dort erfährst du Schritt für Schritt, worauf es bei dieser Atmung ankommt. Wenn du die Atmung beherrschst, kann sie in jeder akuten Stresssituation als »Feuerlöscher« eingesetzt werden.

Bewegung

Vielleicht kennst du den Spruch: Wenn du Zeit hast, geh spazieren, wenn du keine Zeit hast, geh zweimal spazieren?

Darin steckt viel Wahrheit, denn Bewegung wirkt ausgleichend auf das vegetative Nervensystem. Dafür brauchst du kein Abo im Fitness-Club. Viel besser ist es, kleine Bewegungseinheiten in deinen Alltag einzubauen, damit du den Stress so häufig wie möglich unterbrichst. Dafür bieten sich ebenfalls Micro Habits an. Sie verhindern, dass du dich einmal auspowerst und dann nie wieder, sondern helfen dir, die Bewegung zum selbstverständlichen Teil deines Lebens zu machen.

Wo passt Bewegung sinnvoll in deinen Tag? Kannst du ein, zwei Stationen früher aus dem Bus steigen? Die Treppen statt den Lift nehmen?

Besonders wirkungsvoll sind Bewegungseinheiten, wenn du sie an Auslöser hängst, die sich oft an stressige Situationen anschließen. Wenn du etwa normalerweise zu Hause noch lange über die Arbeit nachgrübelst, kannst du, nachdem du die Schuhe ausgezogen hast (Auslöser), dein Lieblingslied anmachen und wild dazu tanzen. Oder nutze das vorläufige Ende jeder nervigen Auseinandersetzung als Auslöser, um einmal um den Block zu gehen. Natürlich kannst du auch alle LMT-Bewegungsübungen (B 1 bis B 4, Kapitel 22 bis 26) hier nutzen.

Bottom-up-Strategie gegen Mental Load

Gerade viele Frauen leiden unter einem großen Mental Load, haben also eine nicht enden wollende To-do-Liste im Kopf und können darum nie »abschalten«. Sex wird dann oft zu einem weiteren »Ich muss« auf der Liste, statt ein »Ich will« (siehe dazu auch Frage 1 »Muss ich überhaupt Lust haben?« der FAQs in Kapitel 17) zu sein, das dank der Ausschüttung von Hormonen wie Oxytocin Stress bremsen kann.

Stark von Mental Load Betroffene stellen sich im zweiten Teil des Comeback-Tests häufig als soziale Motivationstypen raus: Sie denken weniger daran, was sie selbst möchten, als an das, was andere von ihnen erwarten könnten – oder auch tatsächlich erwarten. Es ist leider so: Auf den Schultern von Frauen, speziell Müttern, lastet viel. Ihre Umwelt rechnet oft damit, dass sie emotional, zeitlich und körperlich zur Verfügung zu stehen und unentgeltlich Care-Arbeit leisten, was auch die Soziologin Franziska Schutzbach in ihrem Buch »Die Erschöpfung der Frauen – wider die weibliche Verfügbarkeit« beschreibt.

Hier die Bedingungen zu verbessern, ist eine gesamtgesellschaftliche Aufgabe, die wir unbedingt ernst nehmen müssen. Um persönlich aus der gedanklichen Mental-Load-Schleife herauszukommen, kannst du aber zum Glück selbst schon einiges tun. Neben psychotherapeutischen Maßnahmen hilft die Bottom-up-Strategie, also die Beeinflussung des Kopfes über den Körper, oft gut. Das gelingt nicht nur mit mehr Bewegung im Alltag, sondern dazu trägt auch das Lust-Micro-Training bei. Mit seiner Hilfe kannst du dir deine Sexualität nach und nach als Ressource (zurück-)erobern und ihr Anti-Stress-Potenzial nutzen, so, wie es viele Männer tun.

Auszeiten – allein und »zu zwein«

Die Menschen, die sich darüber beklagen, dass du Grenzen setzt, sind am Ende diejenigen, die davon profitieren, dass du keine Grenzen hast. Deswegen lege ich dir ans Herz, dass *du* – neben dem Lust-Micro-Training – bewusst Zeit *für dich* reservierst, denn andere werden es nicht für dich tun. Ich empfehle dir, weitere Zeitinseln mithilfe von Micro Habits zu etablieren. Fang klein an, und wenn du dich an die Mini-Auszeiten gewöhnt hast, dehne sie nach und nach aus, bis sie zur Selbstverständlichkeit geworden sind. Und zwar nicht nur für dich, sondern auch für die Leute um dich herum. Letztere lernen peu à peu: Jetzt können wir nicht mit ihr – oder ihm – rechnen! Und dann frage dich auf jeder deiner Zeitinseln: Was würde mir jetzt gefallen? Um einen etwas verkümmerten Selbstfürsorge-Muskel zu stärken, empfehle ich dir die Übung »Auf der Spur deiner Intuition« (D 2).

In Beziehungen ist es ebenfalls wichtig, Zeit für euch als Paar zu reservieren, in der ihr euch körperlich nah sein könnt – sonst verliert ihr euch in stressigen Zeiten leicht aus den Augen. Vorschläge für Übungen, mit denen das gelingt, findest du unten, die Übungen selbst am Ende des Buches.

In all diesen Situationen zusätzlich zum LMT-Training empfohlene Übungen:

D 1: Atem wie Wasser (Kapitel 45)
D 2: Auf der Spur deiner Intuition (Kapitel 46)
D 4: Zwei-Zeit (Kapitel 48)
D 5: Body-2-Body (Kapitel 49)
D 6: Der 6-Sekunden-Kuss (Kapitel 50)

Interview mit Tabea Ruf: »Stress und synthetische Hormone bringen alles durcheinander«

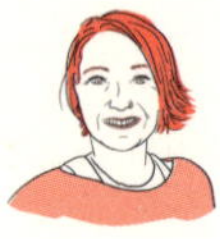

Lesezeit: 3 Minuten

Tabea Ruf ist Hormoncoachin und kennt sich mit hormonellen Problemen in allen Lebensphasen aus (www.hormonheldinnen.ch).

Tabea, du beobachtest, dass aus dem Gleichgewicht geratene Hormone die weibliche Sexualität sehr beeinträchtigen können. Welche Hormone sind denn da die Hauptverdächtigen?

Da lässt sich kein »Hauptverdächtiger« ausmachen, denn alle Hormone, die in der Sexualität eine Rolle spielen, können Probleme verursachen, sobald sie aus dem Gleichgewicht geraten. Allgemein bekannt ist der Östrogenmangel in den Wechseljahren, aber auch eine Östrogendominanz aufgrund eines Progesteronmangels kann Schwierigkeiten bringen, ebenso wie ein Testosteronmangel oder eine Schilddrüsenunterfunktion aufgrund von Hormondisbalancen. Und natürlich haben aus den Fugen geratene Stresshormone wie zu viel oder auch zu wenig Cortisol Auswirkungen auf die Sexualität.

Was sind häufige Probleme?

Da ist einmal der direkte Libidoverlust, allerdings kann die Lust auf Sex auch durch andere Symptome des hormonellen Ungleichgewichts schwinden. Zum Beispiel haben viele Frauen Schmerzen, wie Bauchschmerzen, Krämpfe, aber auch Gelenkschmerzen und Verspannungen. Darüber hinaus sind natürlich auch Gelenksteifheit, vaginale Trockenheit, Stimmungsschwankungen bis hin zu Depressionen, Müdigkeit und Energiemangel durch schlechte Schlafqualität keine Lustförderer. Sex ist dann das Letzte, woran betroffene Frauen denken. Hinzu kommt häufig eine Gewichtszunahme, die zu einem schwierig zu akzeptierenden Körperbild führt. Die Frauen fühlen sich dann einfach nicht mehr sexy.

Bei jüngeren Frauen ist Progesteronmangel verbreitet. Ursachen können zum Beispiel jahrelange hormonelle Verhütung sein, bei der der Eisprung unterdrückt wird. Normalerweise wird die geplatzte Follikelhülle nach dem Eisprung zum Gelbkörper, der das natürliche Progesteron herstellt. Bei hormoneller Verhütung bleibt dies regelmäßig aus. Auch Kinderwunsch-Behandlungen können Progesteronmangel zur Folge haben. Dieser wiederum führt häufig zu einer Östrogendominanz, die durch Umwelteinflüsse, Übergewicht und andere Faktoren verstärkt werden kann. Und wenn Progesteron über längere Zeit zu tief ist, leidet irgendwann auch das Testosteron, das auch bei der weiblichen Libido eine wichtige Rolle spielt.

Was lässt sich da machen?

Je nach Alter und Ausgangslage gibt es unterschiedliche Ziele. Sind die Frauen jünger, ist das Ziel, dass der Körper selbst wieder Progesteron herstellen kann. Pflanzliche Produkte können hier unterstützen, etwa Yams, Mönchspfeffer oder Phytoöstrogene. Geht jemand aber schon auf die fünfzig zu, dann ist es nicht mehr realistisch, dass der Körper selbst wieder Progesteron herstellt. Hier können dann naturidentische – auch bioidentisch genannte – Hormone die Mängel gezielt beheben. Es müssen aber wirklich naturidentische – mit der Natur identische – Präparate sein. Zum Glück hat es in der Medizin ein Umdenken gegeben, und es werden mittlerweile vor allem diese Hormone in Hormonersatztherapien verschrieben. Die früher gängigen synthetischen »Hormone« sind eigentlich nur hormonähnliche Substanzen, weil sie auf molekularer Ebene verändert wurden, um sie patentierbar zu machen. Diese haben erhebliche Nebenwirkungen und bringen langfristig die Hormone noch mehr durcheinander. Die Quittung folgte spätestens, wenn die Frauen die synthetischen Hormone nicht mehr nehmen mochten. Die Beschwerden kommen zurück, oft stärker als zuvor. Der Körper ist außerdem noch lange von den synthetischen Präparaten belastet, sie schädigen den Darm und belasten die Leber. Beide Organe sind wichtig für eine ausgeglichene Hormonproduktion.

Wie sehen durch Stress hervorgerufene hormonelle Probleme aus?

Hohe Stressbelastung führt zunächst zu erhöhtem Cortisol. Da das Stresshormon aus den gleichen Vorstufen wie die Sexualhormone hergestellt wird und unser Körper das Cortisol als wichtiger einstuft und zuerst zusammenbaut, bleibt für die Sexualhormone nicht mehr ausreichend übrig. Ihre Spiegel sinken. Anders ausgedrückt, versetzt Stress den Körper in den Überlebensmodus, alles andere wird unwichtig. Libido, Fruchtbarkeit, schöne Haare sind Luxus, Überleben ist Pflicht. Auch deshalb geht bei Stress die Lust weg, ein defizitärer Körper kann und will nicht noch ein neues Leben produzieren. Stress wird übrigens nicht nur durch eine volle Agenda ausgelöst. Nährstoffmangel, zu wenig Essen, schlechte Qualität der Ernährung, Traumata, negative Glaubenssätze und Verhaltensmuster, Überlastung des Nervensystems und vieles mehr sind ebenfalls Stress.

Bei akutem Stress wird ja viel Cortisol ausgeschüttet, aber du hattest auch zu wenig Cortisol erwähnt …

Ist der Körper dauerhaft im Stressmodus, ist irgendwann die für die Cortisolproduktion zuständige Nebennierenrinde erschöpft, und das Cortisol wird deshalb immer weniger. Das führt dann dazu, dass die Betroffenen gar nicht mehr »in die Puschen kommen«, Energie für Sex ist dann keine da.

Was können betroffene Frauen tun?

Stressmanagement ist am wichtigsten. Etwa mit Hypnose, Traumatherapie, Emotional Release, Yoga, Breathwork, Theta Healing, Vagusnervübungen, egal was. Stressmanagement bedeutet oft auch, das momentane Leben zu hinterfragen. Wo kann ich mich selber mehr priorisieren? Wo lebe ich negative Verhaltensmuster? Wo gebe ich zu viel, wo komme ich zu kurz? Was möchte ich noch erreichen? Was sind meine Träume? Ziele?

Kommt die Lust automatisch, wenn die Hormone wieder im Gleichgewicht sind?

Nein, aber es ist gut, wenn das körperliche Defizit ausgeglichen wird, dann ist die biochemische Grundlage fürs Funktionieren wieder da. Aber es steckt ja noch so viel mehr dahinter. Etwa fehlendes Wissen über Sexualität, fehlendes Wissen darüber, was einem selbst Spaß macht und was frau braucht und möchte. Auch die Denke, dass Sex für Frauen viel mehr mit Geben als mit Nehmen zu tun hat, ist ein Thema. Hätten Frauen hier ein anderes Verständnis, könnten sie aus Sex Kraft schöpfen und ihn als Entspannung erleben. Bei den meisten ist er aber ein zusätzlicher Task auf der To-do-Liste.

Blitzlicht der Wissenschaft: Die unerwarteten Wirkungen von Antidepressiva auf die Sexualität

Lesezeit: 45 Sekunden

Antidepressiva sind unheimlich wichtige Medikamente, können Menschen aus einem Loch holen und wahre Lebensretter sein. Du solltest aber wissen, dass – vor allem aus sexueller Perspektive – die SSRI (Selektive Serotonin-Wiederaufnahme-Inhibitoren) auch Nachteile haben können und nur nach sorgfältiger Abwägung und möglichst nur kurzfristig verschrieben und genommen werden sollten.

Das »Zufriedenheitshormon« Serotonin spielt bei der Behandlung von Depressionen eine wichtige Rolle. Allerdings können Medikamente, die den Serotonin-Spiegel stark erhöhen – wie es die SSRI tun –, vor allem bei längerfristiger Einnahme negative Auswirkungen auf die Erregungsfähigkeit haben.

Ein Anstieg des Serotoninspiegels betrifft nämlich nicht nur das Gehirn und verringert den Antrieb, weil Serotonin ein Gegenspieler des für Motivation zuständigen Neurotransmitters Dopamin ist. Viel Serotonin wirkt sich auch auf die Genitalien aus. Deren Sensibilität kann sich reduzieren. Manche Betroffene leiden auch nach dem Absetzen der Medikamente noch unter sexuellen Funktionsstörungen – dem Post-SSRI-Sexual-Dysfunction-Syndrom (PSSD).

Obwohl das Syndrom noch nicht offiziell als Diagnose anerkannt ist, hat die Europäische Arzneimittelagentur EMA festgelegt, dass Warnungen vor langfristigen sexuellen Funktionsstörungen in die Packungsbeilagen von entsprechenden Antidepressiva aufgenommen werden.

38 Seit ich hormonelle Verhütungsmittel nehme, habe ich keine Lust mehr

Lesezeit: 3 Minuten, 30 Sekunden

In der »sexuellen Revolution« der Sechzigerjahre des vorigen Jahrhunderts wurde die »Pille« als Befreiungsschlag für die Emanzipation gefeiert: Endlich mussten Frauen nicht mehr fürchten, beim Sex mit vaginaler Penetration schwanger zu werden, und konnten – so lautete das damalige Narrativ – viel sorgloser die Sexualität erkunden. Auch heute noch wird darum besonders jungen Mädchen gern die sogenannte Antibabypille verschrieben. Das Argument dabei: Für sie hätte eine ungewollte Schwangerschaft die größten Folgen, da sei es besser, »auf Nummer sicher« zu gehen.

Und das, obwohl in den Neunzigerjahren des vorigen Jahrhunderts in die Schlagzeilen geriet, dass die »Pille« – und mit ihr die ganze weitere Palette der auf synthetischen Hormonen basierenden Verhütungsmittel – bedenkliche gesundheitliche Nebenwirkungen haben kann. Etwa künstliche Wechseljahresbeschwerden, Thrombosen, Depressionen oder schlimmstenfalls Brust- oder Gebärmutterhalskrebs. Der Preis der sexuellen Freiheit kann im Einzelfall also möglicherweise ziemlich hoch sein.

Das Pillen-Libidoparadox

Libidoverlust oder -verringerung schien angesichts der weiteren potenziellen Nebenwirkungen beinahe nebensächlich. Dabei ist gerade das ein Riesenparadox, denn schließlich soll die Pille ja ermöglichen, angstfrei – und damit lust- und genussvoll – die Sexualität ausleben zu können. Geht bei ihrer Einnahme allerdings die Lust flöten, was ergibt das dann noch für einen Sinn?

Wenn hormonelle Verhütungsmittel die Libido und den allgemeinen Antrieb reduzieren, kann das jedenfalls mindestens irritierend sein. Besonders, wenn du es zuvor gewohnt warst, dass dein Körper dem natürlichen Monatszyklus gefolgt ist, in dem viele Frauen um den Eisprung herum mehr Lust auf Sex bekommen (lies dazu gern die Interviews mit Josianne Hosner im Kapitel 36 »Ich habe zu manchen Zeiten meines Zyklus keine oder viel weniger Lust« und Bea Loosli im Anschluss an dieses Kapitel). Oder du bist frisch verliebt und hast dir ein hormonelles Verhütungsmittel verschreiben lassen, um nach Herzenslust mit deinem Liebsten Sex haben zu können. Da kann es enorm verwirren, wenn der zuvor so begehrte Mensch plötzlich weniger anziehend wirkt.

Statt nun an deiner Zuneigung zu zweifeln oder zu warten, dass die Lust auf Sex »von selbst« wiederkehrt, können dir die Übungen des Lust-Micro-Trainings helfen, deinen Körper zu sensibilisieren, damit er besser erregbar wird und du trotz der erschwerten Ausgangslage Spaß und Genuss aus dem Sex ziehst – und Lust darauf entwickelst. Eine gute Idee ist es auch, bewusst regelmäßig Zeit körperlicher Nähe für dich und deinen Partner einzuplanen, damit ihr euch nicht aus den Augen verliert, darum auch die Empfehlung für die Übung »Zwei-Zeit« (Kapitel 45, D 4).

Ich möchte dir zusätzlich ans Herz legen zu überlegen, ob es nicht eine Idee sein könnte, auf natürliche Verhütung umzuschwenken. Moderne natürliche Verhütung ist, wie du gleich sehen wirst, bei richtiger Anwendung genauso sicher wie hormonelle – aber sie hat nicht deren unangenehme Nebenwirkungen. Falls du dich für hormonelle Verhütung entschieden hast, um damit nebenbei auch Gesundheitsprobleme zu lösen – etwa Akne, Eierstockzysten, Endometriose oder starke Regelschmerzen –, lohnt sich eine ärztliche Beratung: Häufig gibt es wirkungsvolle alternative Therapien, zum Beispiel mit naturidentischen Hormonen. Diese Hormone haben, anders als die in Verhütungsmitteln eingesetzten synthetischen Hormone, die exakt gleiche Molekularstruktur wie körpereigene Hormone und darum – bei richtiger Dosierung – auch keine Nebenwirkungen (mehr dazu liest du im Interview mit Tabea Ruf). Zur Verhütung können sie allerdings nicht eingesetzt werden, da sie den Eisprung nicht unterdrücken.[28]

Moderne natürliche Verhütung ist sicher

Es ist ein Mythos, dass nur hormonelle Verhütung sicher vor ungewollter Schwangerschaft schützt! Natürliche Verhütung kann genauso sicher sein, insbesondere, wenn du mehrere Faktoren mit einbeziehst (mehr dazu im nächsten Abschnitt). Und sie verändert vor allem nicht dein Empfinden und deine Lust. Dass hormonelle Verhütung noch weitere unangenehme Folgen haben kann, liest du im nächsten Kapitel. Natürliche Verhütung bedeutet übrigens auch nicht mehr Verzicht auf Sex in der fruchtbaren Zeit, so wie es früher mal geraten wurde. Das wäre natürlich genauso lustunfreundlich – ganz besonders, wenn du daran denkst, was du in meinem Gespräch mit Josianne im vorigen Kapitel über die »inneren Jahreszeiten« erfahren hast.

Mal abgesehen davon, dass Sex wesentlich mehr ist als Penetration (lies dazu auch gerne noch mal den Kasten »Was ist eigentlich Sex?« im Kapitel »Wahrheit Nummer 1«), gibt es für die fruchtbare Zeit sehr sichere Barrieremethoden, wie Kondome für den Penis oder interne Kondome (früher: Femidom oder »Kondom für die Frau«) für die Vulva und Vagina, außerdem Diaphragmen, die vor den Muttermund gesetzt werden. Bei besonders großem Sicherheitsbedürfnis können Kondom und Diaphragma logischerweise auch kombiniert werden. Verhütung ist nicht nur Sache von Menschen mit Vagina, sondern eine gemeinsame Verantwortung!

Natürlich sicher verhüten, auch mit unregelmäßigen Zyklen: NFP, die symptothermale Methode

Natürliche Verhütung, die ausschließlich auf der Messung der Aufwachtemperatur (Basaltemperatur) beruht, setzt einen relativ regelmäßigen Zyklus voraus. Das bedeutet nicht, dass Frauen, die einen eher unregelmäßigen Zyklus haben, nicht natürlich verhüten können – oder ausschließlich mechanische Barrieremethoden benutzen müssen. Stattdessen können sie für sich die symptothermale Methode – oder NFP, was für »natürliche Familienplanung« steht – nutzen.

Dabei wird, statt den Eisprung auf Basis vergangener Zyklen zu prognostizieren, jeder Zyklus individuell betrachtet und nicht nur die Temperatur gemessen. Stattdessen wird die Temperaturmessung mit der Beobachtung anderer Symptome – darum auch *sympto*thermal – kombiniert: der Beobachtung der Beschaffenheit des Zervixschleims und/oder der Öffnung und des Härtegrades des Muttermundes. Dadurch kann der Eisprung auf mehreren Ebenen sicher bestätigt – oder ausgeschlossen werden. NFP hat einen hohen Pearl Index, ist also nicht unsicherer als etwa hormonelle Verhütung wie die Pille. Eine komfortable Hilfe dabei sind moderne Zyklustracker oder -computer – allerdings sind sie keineswegs notwendig.*

In diesen Situationen zusätzlich zum LMT-Training empfohlene Übungen:

D 4: Zwei-Zeit (Kapitel 48)
D 5: Body-2-Body (Kapitel 49)
D 6: Der 6-Sekunden-Kuss (Kapitel 50)

Interview mit Bea Loosli: »Frauen, lebt eure natürliche Lust!«

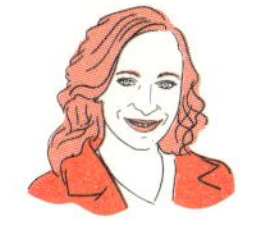

Lesezeit: 3 Minuten, 30 Sekunden

Jemand, der sich mit natürlicher Verhütung bestens auskennt, ist Bea Loosli. Sie ist Sexualpädagogin und Expertin für natürliche Verhütung, die sie selbst seit ihrem 21. Lebensjahr anwendet. Sie gibt ihr Wissen in Onlinekursen, Vorträgen und Zykluscoachings weiter (bealoosli.ch) – und ich habe mit ihr gesprochen:

Bea, auch du sagst, dass sich hormonelle Verhütung ungünstig auf die Lust auswirkt – woher kommt das eigentlich?

Kombi-Pillen, Verhütungsringe, Hormonpflaster, Hormonimplantate und Dreimonatsspritzen sind Ovulationshemmer, sie unterdrücken die Botenstoffe für Eireifung und Eisprung. Das tun sie nicht im Eierstock, sondern direkt im Gehirn und

* Die Sexualberaterin Rena Föhr beschreibt in ihrem sehr lesenswerten Buch über den weiblichen Zyklus, *Know your Flow* (Piper), wie die Umstellung auf die Verhütung mit NFP ihr Leben verändert hat.

übersteuern dort die Frauen (siehe auch das »Blitzlicht der Wissenschaft« im nächsten Kapitel). Dadurch fühlen sich viele Frauen wie fremdgesteuert oder auch ruhiggestellt. Kräftiger gesagt: Einmal mehr sind die Frauen unterdrückt! Ihre fruchtbarste Zyklusphase wird verhindert, was definitiv großen Einfluss auf das Lustempfinden haben kann. Es liegt mir sehr am Herzen, dass gerade Männer verstehen, was diese Medikamente mit uns Frauen machen. Selbstverständlich gibt es auch Frauen, die keine Einschränkung der Lust durch hormonelle Verhütung spüren. Doch in über dreizehn Jahren mit unzähligen Vorträgen und Coachings haben mir etwa 80 bis 90 Prozent der Frauen bestätigt, dass sich Sexualität, ohne übersteuert zu sein, viel intensiver anfühlt.

Das heißt, die natürliche hormonfreie Verhütung ist in Sachen Lust überlegen!

Ja, Frauen, die zyklisch leben und hormonfrei verhüten, merken eine Zunahme der Lust ab Zyklustag acht bis zehn. Wir Frauen können pro Monat an sieben Tagen schwanger werden: am Tag des Eisprungs, fünf Tage davor und dann eventuell noch einen Tag nach dem Eisprung. Eine reife Eizelle lebt nur 12 bis 18 Stunden, das ist so lange, wie der Vollmond rund ist. Befruchtungsfähig sind wir Frauen nur in dieser Zeit, doch vor dem Eisprung können Spermien in uns bis zu fünf Tage überleben, da der Muttermund nun geöffnet und der Zervixschleim spermafreundlich ist. Diese Offenheit nehmen wir wahr: Jetzt haben viele Frauen Lust auf Sex. Es kann vorkommen, dass eine Frau jetzt das Vorspiel auslässt, sie ist schon bereit. Die Vulvina – so nenne ich die Einheit von Vagina und Vulva – ist schön befeuchtet, der Zervixschleim ölig, glitschig, das perfekte Gleitgel. Wenn dann der gut riechende Partner da ist, der sie wunderschön berührt und küsst, frohlockt die Vulvina. Wird noch feuchter, öffnet sich, der Akt kann intensiv und wild sein. Viele möchten nun den Penis intensiv spüren und erfahren eine Kraft der Lust, die einige überrascht und die sich nicht alle zugestehen. Denn: Wo haben wir gelernt, dass Frauen ihre Lust leben dürfen? Die Fantasien können jetzt versaut und wild sein. Ich empfehle von Herzen, diese Energie fließen zu lassen.

Nach dem Eisprung schließt sich der Muttermund wieder. Wir sind dann wortwörtlich nicht mehr offen. Frauen nehmen nun meist eine Abnahme der Lust wahr. Doch wenn sie mit dem passenden Partner zusammen ist, wird sie auch dann Lust empfinden, einfach nicht so »akut« wie zuvor.

Muss ich einen regelmäßigen Zyklus haben, um natürlich verhüten zu können?

Für die Temperaturmethode ist es von Vorteil, einen Zyklus zwischen 25 und 35 Zyklustagen zu haben. Mit der morgendlichen Messung der Aufwachtemperatur kann nach einer Lernphase das eigene Zyklusschema erkannt werden. Früher hieß es, dass immer um die gleiche Zeit gemessen werden muss, das ist aber nicht nötig. Wichtig ist nur, dass der Moment des Erwachens aus dem Tiefschlaf nach mindestens drei Stunden oder mehr Schlaf erwischt wird. Das funktioniert auch wunderbar, wenn Frauen einer Schichtarbeit nachgehen. Haben Frauen schlecht geschlafen, fühlen sich krank, erwachen mit einem Hangover oder müssen Antibiotika nehmen, sollte die Messung ausgelassen werden. Benutzt du einen Zyklustracker oder -computer, zählt der den Tag trotzdem mit.

Doch selbst regelmäßige Zyklen können durch Stress, Jobwechsel, einen neuen Partner, Krankheit, Trauma, Impfungen und lange Reisen durcheinandergeraten. Sind Frauen bereit, dem auf den Grund zu gehen, kann sich vieles verändern. Natürlich gibt es wunderbare Naturheilmittel wie die Wild Mexican Yams-Creme, die bei der Stabilisation des Zyklus helfen kann. Oft ist aber noch innere Arbeit nötig, damit die

Frau zurück in ihre Kraft kommt. Bei meinen Zykluscoachings funktioniert das meistens wunderbar.

Eine Herausforderung ist die natürliche Verhütung in den Wechseljahren, wenn pro Jahr nur noch ein- bis dreimal ein Eisprung stattfindet. Hier ist ein Diaphragma ideal und natürlich Kondome sowie die Transformation der Sexualität in Richtung Slow Sex *(Anmerkung: Auch die natürliche Verhütung mit der symptothermalen Methode eignet sich gut in den Wechseljahren oder anderen Phasen mit unregelmäßigem Zyklus).*

Was mache ich, wenn meine gesteigerte Lust zum Eisprung hin von der Angst vor ungewollter Schwangerschaft gekillt wird?

Reflektiert gemeinsam, was Sex bedeutet. Versteht ihr darunter den klassischen Penetrationssex, wo es »klar« ist, dass der Mann in der Frau einen Orgasmus hat? Es gibt Männer, die das sogar einfordern. Dann sind Gespräche oder ein Coaching sehr wertvoll, denn Verhütung ist Teamwork.

Vor allem für Frauen ist der Genuss der vielen erogenen Zonen außerhalb der Vagina eine Wohltat. Intime Massagen am ganzen Körper, nicht nur an den Genitalien. Sex ist so viel mehr. Sich fallen lassen. Mal nur empfangen, ohne zu geben. Nahe sein, sich riechen, spüren. Solange der Samen des Mannes außerhalb der Vagina bleibt, kann sich das Paar entspannen.

Natürlich gibt es auch sehr gute Kondome. Männer können sich das Tragen eines Kondoms wieder aneignen.[29] Oder die Frau lässt sich ein Diaphragma anpassen, das vor dem Sex mit einem Gel über den Muttermund platziert wird. Das braucht etwas Übung, kann aber eine gute Methode sein für Paare, die Mühe mit Kondomen haben – wobei Diaphragmen selbstverständlich nicht vor sexuell übertragbaren Krankheiten schützen.

39 Seit ich die Pille abgesetzt habe, habe ich zwar viel mehr Lust – aber keine mehr auf meinen Partner

Lesezeit: 2 Minuten, 45 Sekunden

Die Lust vieler Frauen nimmt stark zu, nachdem sie hormonelle Verhütungsmittel abgesetzt haben. Kein Wunder, denn nun kann der Körper wieder ganz natürlich seinen »inneren Jahreszeiten« folgen (siehe dazu auch das Interview mit Josianne Hosner im Anschluss an Kapitel 36 »Ich habe zu manchen Zeiten meines Zyklus keine oder viel weniger Lust«), weil das Gehirn nicht mehr von den synthetischen Medikamenten übersteuert wird (wie du im vorigen Kapitel mit Bea Loosli erfahren hast).

Das klingt natürlich erst mal super!

Allerdings berichten eine Menge Frauen ebenfalls davon, dass ausgerechnet ihr Partner sie auf einmal nicht mehr so interessiert. Das kann damit zusammenhängen, dass er für sie plötzlich ziemlich ungewohnt riecht, insbesondere, wenn sie ihn kennengelernt haben, als sie bereits »auf Pille« waren. Wie die Pille und andere hormonelle Verhütungsmittel unterschwellig unsere Partnerwahl beeinflussen, liest du auch im »Blitzlicht der Wissenschaft« am Ende dieses Kapitels.

Dass Frauen nun plötzlich sexuelles Interesse für andere

Menschen als ihren Partner entwickeln, muss aber nicht unbedingt oder ausschließlich davon verursacht werden, dass ihre Nase sie nun in andere Richtungen leitet. Die neu erwachte Lust, besonders in der Phase vor und um den Eisprung herum, die sie in der Zeit der hormonellen Verhütung vielleicht über viele Jahre nicht gespürt haben, ist aufregend, prickelnd und neu. Der Partner hingegen ist all dies gerade in lang bestehenden Beziehungen oft nicht mehr (lies hierzu auch gern noch mal das »Blitzlicht der Wissenschaft« zum Coolidge-Effekt im Kapitel »Wahrheit Nummer 3«).

Häufig ist der Grund fürs Absetzen der hormonellen Verhütung der Gedanke: Jetzt sind wir schon so lange zusammen, da könnten wir eine Familie gründen! Dass dann ausgerechnet in dieser Situation, in der eigentlich zusammen ein gemütliches Nest gebaut werden soll, Lust auf Sex mit anderen als dem eigenen Partner so scheinbar unbezähmbar aufflammt, kann besonders belastend sein. Hinzu kommt manchmal auch, dass das in der Regel *vor* Absetzen der Verhütung gefasste Vorhaben – wir wollen ein Kind –, sich plötzlich wie eine Fehlentscheidung anfühlt. Die Frage kommt auf: Will ich das überhaupt noch? Oder: Ich will zwar ein Kind, doch will ich das wirklich mit *diesem* Partner? Aber auch Frauen, die hormonelle Verhütung nicht zum Schwangerwerden abgesetzt haben, drängt sich jetzt häufig die Frage auf: Will ich noch mit diesem Mann zusammenbleiben, wenn ich ihn doch offenbar sexuell nicht mehr so prickelnd finde?

Das sind wichtige Fragen, die niemand für die betroffene Person beantworten kann. Ich rate allerdings dazu, nicht voreilig das Handtuch zu werfen und der Partnerschaft stattdessen eine Chance zu geben. Denn auch wenn die Lust gerade nicht da ist, muss das für die Liebe noch lange nicht gelten. Und so dramatisch die durch das Verschwinden der synthetischen Hormone aus dem Körper verursachten Veränderungen sich oft anfühlen – sie bedeuten zum Glück nicht zwangsläufig, dass aus der Beziehung endgültig sexuell die Luft – und Lust – entwichen sein muss.

Die Erregung und den Partner neu entdecken

Jetzt kann es besonders hilfreich sein, sich der Sexualität bewusst mehr über den Körper zu nähern, sie zu »verkörpern«, und so den Fokus von den äußeren Reizen und der Aufregung zu nehmen. Bei dieser »Verkörperung« sind die Lust-Micro-Training-Übungen aus Teil IV ein unschätzbarer Helfer: Wenn der Körper sensitiver und die sexuelle Erregungsfähigkeit stärker und besser kanalisierbar wird, kann die gemeinsame Sexualität auch mit einem langjährigen oder – vermeintlich – langweilig gewordenen Partner Spaß machen und allen Beteiligten Lust bringen. Dann können die verwirrenden Lust-Impulse, die der eigene Körper seit Absetzen der hormonellen Verhütung schickt, genutzt und kanalisiert werden, ohne dafür die Beziehung beenden zu müssen oder die Sexualität »auszulagern«.

Falls Familiengründung der Anlass für das Absetzen der hormonellen Verhütung war, ist es sinnvoll, nicht sofort zu versuchen, schwanger zu werden – auch wenn das ursprünglich so geplant war. Besser ist es, erst einmal auf andere Art zu verhüten (mehr zu den Möglichkeiten natürlicher Verhütung liest du im vorigen Kapitel). Ihr könntet vereinbaren, mindestens so lange zu warten, bis sich deine natürlichen Hormone eingependelt haben und sich ein regelmäßiger Menstruationszyklus eingestellt hat. Dadurch gibst du nicht nur deinem Körper Zeit, sondern du nimmst auch Druck aus der verunsichernden Situation, weil über ihr nicht die unausgesprochene bange – und Lust tötende – Frage schwebt: Was, wenn wir jetzt ein Kind zeugen und dann geht die Beziehung möglicherweise doch den Bach runter?

Damit ihr euch sexuell neu entdecken und finden könnt, reicht es allerdings nicht, gewissenhaft deine LMT-Übungen zu machen. Daneben ist es auch wichtig, dass ihr überhaupt Raum habt, euch körperlich nahe zu sein und unter den veränderten Bedingungen neu kennenzulernen – ohne Druck. Darum empfehle ich, gemeinsame Zeit zu ermöglichen.

In diesen Situationen zusätzlich zum LMT-Training empfohlene Übungen:

D 4: Zwei-Zeit (Kapitel 48)
D 5: Body-2-Body (Kapitel 49)
D 6: Der 6-Sekunden-Kuss (Kapitel 50)

Blitzlicht der Wissenschaft: Unser feines Näschen bei der Partnerwahl – und wie die »Pille« es verwirrt

Lesezeit: 1 Minute, 20 Sekunden

Ein aufsehenerregendes Experiment im Jahr 1995, geleitet vom jungen Wissenschaftler Claus Wedekind, brachte neue Erkenntnisse über subtile Wahrnehmungen bei der menschlichen Partnerwahl. In dieser Studie, bekannt als die »T-Shirt-Studie«, nahmen 49 Frauen und 44 Männer – sämtlich Studierende der Universität Bern mit einem Durchschnittsalter von etwa 25 Jahren – teil. Die Teilnehmenden kannten sich wahrscheinlich nicht, da sie verschiedenen Studienrichtungen angehörten.

Die männlichen Teilnehmer trugen über zwei Nächte dasselbe T-Shirt. Zuvor hatten sie Anweisungen erhalten, ihren natürlichen Körpergeruch so wenig wie möglich zu beeinflussen. Sie verwendeten parfümfreie Produkte und vermieden bestimmte Nahrungsmittel und Aktivitäten, die den Geruch beeinflussen könnten.

Die Frauen sollten schließlich an sechs T-Shirts schnuppern, ohne zu wissen, von wem diese getragen worden waren. Zuvor hatten Wedekind und sein Team das MHC-Profil aller Teilnehmenden bestimmt. Der MHC – Major Histocompatibility Complex – ist eine Gen-Gruppe, die eine wichtige Rolle im Immunsystem spielen, indem sie helfen, körpereigene von körperfremden Strukturen zu unterscheiden.

Es stellte sich heraus, dass die meisten Frauen die T-Shirts bevorzugten, die Männer getragen hatten, deren MHC-Gene ihren eigenen besonders *unähnlich* waren. Wir scheinen also genetisch anders ausgestattete Menschen bei der Partnerwahl zu bevorzugen – zumindest, wenn es um das Immunsystem geht. Evolutionär ist das durchaus sinnvoll, weil Kinder aus solchen Verbindungen ein stärkeres – da breiter gefächertes – Immunsystem erben würden.

Interessanterweise kehrte sich diese Präferenz bei Frauen, die hormonelle Verhütungsmittel wie die Pille einnahmen, um. Sie bevorzugten den Geruch von Männern mit *ähnlichem* MHC. Eine mögliche Erklärung dafür: Die Pille gaukelt dem Körper eine Schwangerschaft vor. In einer Schwangerschaft könnte es durchaus sinnvoll sein, sich in Richtung der eigenen Herkunftsfamilie – deren Gene in der Regel den eigenen ähnlich sind – zu orientieren, denn Mütter, Väter, Geschwister und andere Verwandte bilden ein schützendes soziales Netz.

Wedekinds Ergebnisse warfen damals ein neues Licht auf die Bedeutung der Wahrnehmung über die Nase bei der menschlichen Anziehung und Partnerwahl – und darauf, wie hormonelle Verhütungsmittel unsere Instinkte verwirren können. Ob die Wahrnehmung der Frauen auf spezifische Sexuallockstoffe – Pheromone – zurückgehen oder allein auf Duftstoffe, wird bis heute diskutiert. Wedekind und sein Team sprechen in der Studie nicht von Pheromonen (mehr zum aktuellen Stand Pheromonforschung liest du im »Blitzlicht der Wissenschaft« in »Wahrheit Nummer 1«).

40 Seit ich mich den Wechseljahren nähere/in den Wechseljahren bin, schwankt meine Lust stark oder nimmt ab

Lesezeit: 3 Minuten, 40 Sekunden (exkl. Kasten)

Manche Frauen sehen ihren Wechseljahren mit gemischten Gefühlen entgegen. Kein Wunder, ist in dem Zusammenhang doch häufig von Beschwerden die Rede und nicht von schönen Entwicklungen. Doch die gibt es! Zyklusexpertin Josianne Hosner, die du im Interview in Kapitel 36 »Ich habe zu manchen Zeiten meines Zyklus keine oder weniger Lust« bereits kennengelernt hast, begleitet viele Frauen in dieser Lebensphase. Wie auch ich in meiner Praxis hört sie viele großartige Geschichten: »In der Perimenopause – also ab etwa 40 oder auch 45 Jahren – gibt es bei vielen Frauen ein weiteres sexuelles Erwachen, einen zweiten Frühling, eine Phase der Lust, die aber eine völlig andere Qualität hat als die Sexualität einer Zwanzigjährigen. Das ist eine reifere Sexualität, eine erfahrenere und auch eine selbstbestimmtere Sexualität.«

Übrigens ist es wichtig, jetzt weiterhin auf Verhütung zu achten, denn solange es Zyklen gibt, auch wenn sie unregelmäßig sind, kann theoretisch auch eine Befruchtung stattfinden (mehr zum Thema geeignete Verhütung liest du in Kapitcl 38 »Seit ich hormonelle Verhütungsmittel nehme, habe ich keine Lust mehr«). Josiannes Erfahrung nach werden Frauen nun auf einer Ebene attraktiv, die weit über eine schöne Oberfläche hinausgeht: »In Gesprächen mit Männern höre ich immer wieder, dass mit Frauen dieser Altersgruppe wirklich die Post abgeht. Sie berichten, dass es so schön ist, mit einer Frau Sex zu haben, die im Bett weiß, was sie will, und ein gesundes Selbstbewusstsein hat. Eine wilde Wechseljahresfrau hat ein wahnsinniges sexuelles Potenzial!« Dem stimme ich vollkommen zu – und für die Entfaltung dieses Potenzials und der sexuellen Lust kannst du einiges tun!

Die Wechseljahre – was passiert wann?

Lesezeit: 1 Minute

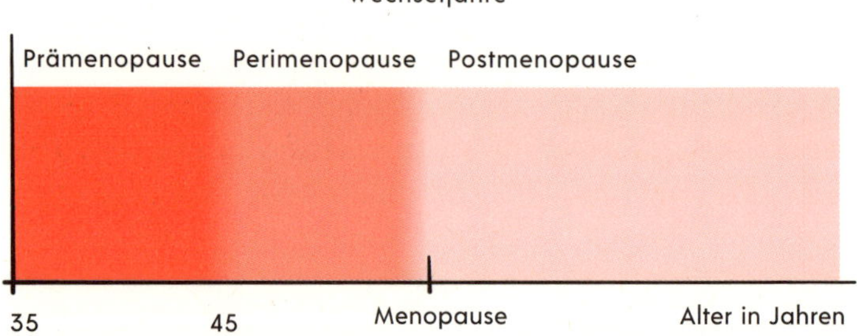

Über die Wechseljahre kursieren viele Gerüchte. Das beginnt damit, dass die Phasen der Hormonveränderungen oft wild durcheinandergeworfen werden. Häufig wird etwa der Begriff Menopause mit dem der Wechseljahre gleichgesetzt. Dabei ist die Menopause keine Phase, sondern ein Zeitpunkt, nämlich jener der letzten spontanen Regelblutung. Die Wechseljahre sind ein Überbegriff für die Phasen davor und danach (in den USA wird allerdings der

Begriff Menopause auch für die Postmenopause – siehe unten – verwendet).

*In der **Prä**menopause (von lateinisch prä = vor) gibt es erste hormonelle Veränderungen. Sie beginnt oft zwischen Mitte 30 und Anfang 40 mit dem leichten Absinken der Progesteronproduktion, weil nicht mehr immer ein Eisprung stattfindet – Progesteron wird vorwiegend aus dem Gelbkörper in der Follikelhülle des Eis gebildet. Das kann unter anderem PMS und Stimmungsschwankungen zur Folge haben.*

*Die **Peri**menopause (von griechisch peri = um, herum) – also das Klimakterium, die »richtigen« Wechseljahre – tritt im Schnitt fünf Jahre nach Beginn der Prämenopause ein. Die Zyklen werden unregelmäßiger, es findet noch seltener ein Eisprung statt. Jetzt können die typischen Wechseljahresbeschwerden der Lust zusetzen. Da die Symptome in Auftreten und Ausprägung von Frau zu Frau verschieden sind und die Hormone oft wild schwanken, muss die Libido nicht oder nicht ständig beeinträchtigt sein. Bei vielen Frauen steigt sie sogar zeitweise.*

*Bleiben die Eisprünge schließlich ganz aus, ist der Zeitpunkt der Menopause da. Die Phase nach der Menopause wird **Post**menopause (von lateinisch post = nach, hinter) genannt, die ungefähr im Alter von 70 – oder später – ins Senium mündet.*

Es gibt Hilfe bei Beschwerden – mit und ohne Hormone

Vielleicht bist du noch nicht so recht in den Genuss deines zweiten Frühlings gekommen, weil du derzeit unter Hitzewallungen, Schlafstörungen, Energielosigkeit, Gelenkschmerzen oder Schmerzen beim Sex leidest, weil etwa die Vagina nicht mehr wie gewohnt feucht wird. Jetzt ist es ein erster Schritt, dir Hilfe zu holen, denn eine wichtige Voraussetzung fürs Erleben von sexueller Lust ist, uns in unserer Haut wohlzufühlen. Zum Glück ist die Ansicht, Frauen müssten in den Wechseljahren einfach nur die Zähne zusammenbeißen und kämen dann schon irgendwie klar, weil das Ganze ja nun mal »ganz natürlich« sei, inzwischen mehr und mehr passé. Ich plädiere dafür, dass wir uns selbst und das, was unser Leben und unsere Lust beeinträchtigt, ernst nehmen und uns für uns persönlich passende Unterstützung holen. Etwa in einer gynäkologischen Praxis, bei guten Hormoncoaches oder auch ganzheitlich arbeitenden Therapeutinnen und -therapeuten. Ich möchte darauf hinweisen, dass ich selbst keine Expertin auf dem Gebiet der Hormone bin – die entsprechenden Informationen auf diesen Seiten habe ich nach bestem Wissen und Gewissen recherchiert, sie ersetzen aber keine ärztliche oder therapeutische Beratung und/oder Behandlung!

Die modernen gynäkologisch verschriebenen Hormonersatztherapien sind meist gut verträglich. Während früher synthetische Hormone verschrieben wurden, basieren die gängigen Therapien heute wie bereits beschrieben auf naturidentischen Hormonen – also Hormonen, die auf molekularer Ebene zu 100 Prozent identisch sind mit den körpereigenen. Außerdem werden sie in der Regel nicht geschluckt, sondern als Cremes über die Haut aufgenommen und/oder als Weichkapseln in der Vagina platziert, was ihre Verträglichkeit noch erhöht. Bei gut angepasster Dosierung helfen sie effektiv, und Nebenwirkungen sind selten. Eine wichtige Ausnahme: Wenn du einen hormonabhängigen Brustkrebs hast oder hattest, ist eine Hormonersatztherapie tabu!

Sollte Letzteres auf dich zutreffen oder du aus anderen Gründen keine Hormonersatztherapie machen wollen, bedeutet das nicht, dass es für dich keine Hilfe gibt! Besprich deine Beschwerden und Ziele mit deiner Ärztin oder deinem Arzt – es gibt zum Beispiel gegen Hitzewallungen Medikamente.

Leicht hormonhaltige Cremes für den Intimbereich gegen Gewebeabbau und vaginale Trockenheit dürfen selbst Brustkrebspatientinnen meist verwenden, weil das dafür verwendete Hormon lokal wirkt. Ergänzend dazu können andere Maßnahmen und auch nicht hormonelle Vaginalcremes helfen, den Spaß am Sex nicht zu verlieren.

Mehr rund ums Thema Hormone liest du im Interview mit der Hormoncoachin Tabea Ruf vor diesem Kapitel – und in meinem Gespräch mit dem Hormonexperten und Therapeuten für orthomolekulare Medizin, Roland Rupp, im Anschluss an dieses Kapitel. Roland verrät dir außerdem, wie du über die Hebel gesunde Lebensführung, Mikronährstoffe und bestimmte Heilpflanzen Beschwerden auch ohne eine Hormonersatztherapie lindern und die Voraussetzungen für Spaß am und Lust auf Sex stark verbessern kannst.

Das Lust-Micro-Training (LMT) erhält lebenslang deine Erregungsfähigkeit

Parallel zu diesen Maßnahmen hast du mit den Basisübungen des Lust-Micro-Trainings (LMT) jetzt ein wunderbares Werkzeug zur Verfügung, mit dem du aktiv deine Sexualität positiv beeinflussen kannst. Mit ihnen kannst du lebenslang (!) deine Erregungsfähigkeit ausbauen und so die körperlichen Voraussetzungen für Spaß am Sex schaffen – und damit für Lust. Falls du noch nicht angefangen hast – jetzt wäre ein guter Zeitpunkt!

Das LMT kann auch zu einer allgemein verbesserten Körperwahrnehmung beitragen. Das ist nicht banal, denn nicht nur die sich aus hormonellen Veränderungen ergebenden Beschwerden verderben Frauen in den Wechseljahren manchmal die Lust auf Sex. Oft hadern sie mit ihrem sich mit dem

Älterwerden verändernden Körper. Sie finden sich vielleicht nicht mehr sexy oder vermissen das Körpergefühl, das sie früher einmal hatten. Das führt manchmal dazu, dass sie Sex bewusst oder unbewusst ausweichen. Auch eine in die Jahre gekommene Partnerschaft, in der sich mit der Zeit sexuelle Langeweile eingeschlichen hat, verlangt womöglich ihren Tribut. Und, last but not least, haben viele Frauen mittleren Alters häufig viel Stress: Im Job wachsen jetzt oft die Verantwortung und die Arbeitsmenge, in der Familie zehren kratzbürstige Teenager-Kinder oder vielleicht auch langsam pflegebedürftig werdende Eltern an den Nerven. All das kann, wenn wir nicht gut auf uns achtgeben, Lebensfreude und damit Lust rauben. Kurz gesagt: Jetzt kommt wieder vieles zusammen. Falls du gerade bei einem oder mehreren Punkten genickt hast, sind für dich auch die Kapitel zu den Themen Stress, Körperakzeptanz und Partnerschaft in diesem Teil des Buches lesenswert.

Neben den LMT-Basisübungen lege ich dir – je nach deinen zusätzlichen »Baustellen« – weitere Übungen aus dem Teil V ans Herz – und einen positiven Blick auf die Wechseljahre, wie es Josianne Hosner oben anregt.

In diesen Situationen zusätzlich zum LMT-Training empfohlene Übungen:

D 1: Atem wie Wasser (Kapitel 45) – bei viel Stress

D 2: Auf der Spur deiner Intuition (Kapitel 46) – wenn du derzeit schnell deine Bedürfnisse aus den Augen verlierst

D 3: Bodylove (Kapitel 47) – wenn dir dein Körper nicht (mehr) gefällt

D 4: Zwei-Zeit (Kapitel 48) – wenn du und der Mensch an deiner Seite momentan nur wenig Zeit füreinander erübrigt

D 5: Body-2-Body (Kapitel 49), diese Übung könnt ihr statt der Zwei-Zeit machen – je nach Gusto.

D 6: Der 6-Sekunden-Kuss (Kapitel 50)

Interview mit Roland M. Rupp: »Mein Favorit für eine starke Libido ist L-Arginin«

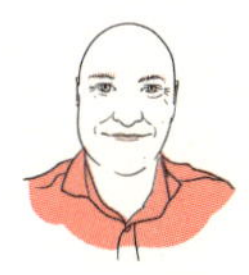

Lesezeit: 2 Minuten, 30 Sekunden

Roland M. Rupp ist Hormonexperte und Leiter der Schweizer VDM-Akademie zur Fortbildung von Therapeutinnen und Therapeuten, unter anderem in Bio-, Quanten- und Magnetresonanz-Therapie und orthomolekularer Medizin.

Roland, du beschäftigst dich unter anderem mit dem Effekt von Nahrungsergänzungsmitteln und einer gesunden Lebensführung. Stimmt es, dass über diese Hebel die Grundlage für Erregbarkeit und Lust verbessert werden kann?

Ja, es gibt einige Nahrungsergänzungsmittel – und auch Lebensmittel –, die Einfluss auf Lust und Erregbarkeit von Frauen haben können. Bei den Nahrungsergänzungsmitteln ist mein Favorit L-Arginin, das ist eine Aminosäure tierischen oder pflanzlichen Ursprungs, die die Durchblutung fördern und so nachweislich die Erregbarkeit verbessern kann.[30] Ein pflanzliches Präparat ist die rote Maca-Wurzel. Diese Wurzel aus Peru ist mit vielen Mineralstoffen und Omega-3-Fettsäuren nicht nur gesund, sondern sie kann Wechseljahres- und Menstruations-Beschwerden und PMS lindern. Sie erhöht die körperliche Ausdauer, steigert die Stimmung und die Durchblutung. Damit verbessert sie die Voraussetzungen für Erregbarkeit und Lust – das wurde in vielen Studien belegt.[31] Dann wären da noch Ginseng, als ein Kraut, das die Energie, das allgemeine Wohlbefinden, aber auch die Libido fördern kann[32] und dunkle Schokolade. Auch sie kann die Stimmung verbessern und die Lust steigern.[33]

Gibt es Mikronährstoffe, die vielen Frauen fehlen?

Ja. Zu den wichtigen Stoffen, die mit der Ernährung häufig nicht oder nur teilweise abgedeckt werden und deren Mangel die Libido beeinträchtigen kann, gehören zum Beispiel Vitamin D und Eisen. Vor allem an Vitamin D mangelt es vielen Frauen, darum ist es fast immer sinnvoll, es zusammen mit seinen Co-Faktoren Magnesium und K2 zu supplementieren. Weil zu viel Eisen Nachteile wie eine gesteigerte Infektionsanfälligkeit haben kann, sollte hier auf jeden Fall zunächst der Blutwert bestimmt und, wenn ein Mangel vorliegt, dieser unbedingt behoben werden.

Kann ich mich auch »lustfördernd« ernähren?

Generell ist eine ausgewogene Ernährung, die reich an Obst, Gemüse, magerem Eiweiß und Vollkornprodukten ist, eine wichtige Grundlage zum Erhalt der Erregungsfähigkeit. Lebensmittel, die die Durchblutung fördern – etwa Walnüsse, Granatäpfel und Fisch –, können ebenfalls hilfreich sein.

Was ist mit Lebensmitteln und Substanzen, die traditionell als Aphrodisiaka, also als lustfördernd gelten, wie etwa Spargel?

Lebensmittel, Gewürze und Kräuter, die als Aphrodisiaka angesehen werden, wie etwa Austern, Artischocken, Chilis und Spargel, funktionieren nicht für alle Menschen, darum sollte jede Frau individuell testen, ob sie hier eine Wirkung verspürt. Eins der wenigen Aphrodisiaka, dessen Wirkung intensiv erforscht und nachgewiesen wurde, ist Yohimbe.[34] Allerdings sollte bei diesem Extrakt aus der Rinde und den Blättern des westafrikanischen Yohimbe-Baums exakt auf die richtige Dosierung geachtet werden – auch ungünstige Wechselwirkungen, zum Beispiel mit Blutdrucksenkern und Antidepressiva, sind möglich. Koffein verstärkt die Wirkung des Stoffes – und Menschen mit Vorerkrankungen, die die Psyche, aber auch das Herz-Kreislauf-System oder innere Organe betreffen, sollten Yohimbe nicht nehmen.

Klingt, als wäre es ratsam, mit jemandem zu sprechen, der sich damit auskennt …

Auf jeden Fall, auch die Verwendung von Nahrungsergänzungsmitteln sollte nach Rücksprache mit einer Person vom Fach erfolgen. Die Dosierung und die Anwendung können je nach Produkt variieren. Es ist wichtig, die Anweisungen auf dem Produkt zu befolgen.

Gibt es auch luststeigernde Mittel, die äußerlich angewendet werden können?

Ja, da gibt es einige natürliche Öle und Cremes, zum Beispiel mit ätherischen Ölen wie Ylang-Ylang, Sandelholz und Rosenöl.

Und was empfiehlst du allgemein zur Luststeigerung?

Im Bereich der Partnerschaft steht da die Kommunikation an erster Stelle. Nur wer mit dem Partner oder der Partnerin offen über Wünsche kommuniziert, kann diese auch umsetzen. Außerdem ist Stressmanagement sehr wichtig, denn insbesondere länger andauernder Stress kann die Lust mindern.[35] Entspannungstechniken wie Meditation und Yoga können da hilfreich sein. Auch Bewegung ist ein wichtiger Faktor, nicht nur, weil Bewegung Stress mindert: Regelmäßige körperliche Aktivität fördert die Durchblutung und kann so die Voraussetzungen für die Sexualität verbessern. Und dann ist natürlich ein gesunder Lebensstil förderlich für die Libido, Rauchen und übermäßiger Alkoholkonsum können sie dagegen beeinträchtigen.

41 Ich habe keine Lust, weil ich meinen Körper nicht mag und/oder mich für ihn schäme

Lesezeit: 3 Minuten, 45 Sekunden

Viele Menschen – nicht nur, aber besonders viele Frauen – haben ein sehr zwiegespaltenes Verhältnis zu ihrem eigenen Körper. Sie betrachten ihn überkritisch, vor allem, wenn in der Vergangenheit oft von anderen über ihr Aussehen geurteilt wurde oder sie vielleicht sogar gemobbt wurden. Viele vergleichen sich häufig mit anderen, besonders mit Persönlichkeiten des öffentlichen Lebens, wie Schauspielerinnen oder Models. Oft fällt das Urteil für den eigenen Körper daraufhin vernichtend aus, und viele Frauen schämen sich sogar für ihn. Obwohl auch viele Frauen solche Gedanken auf einer rationalen Ebene ablehnen und wissen, dass sie keiner Norm entsprechen müssen, zeigen diese Gedanken emotional eine große Wirkung und können viel Druck erzeugen.

Und das, obwohl die meisten Menschen wissen, dass es auch Prominenten häufig nur mit viel Aufwand, Trickserei und Geldeinsatz – professionellem Make-up und Styling, plastischer Chirurgie, kosmetischen Prozeduren, Shapewear, Diät, hartem Training und vielem mehr – gelingt, so vermeintlich perfekt auszusehen. Und dass natürlich Filter und Photoshop ein Übriges dazutun.

Gleichzeitig gibt es aber auch Menschen, die nicht den gängigen Schönheits- oder auch Jugendidealen entsprechen, die Pfunde, Falten, Narben oder Dellen haben und die trotzdem eine unglaubliche Freude an ihrem eigenen Körper ausstrahlen. Dieses Charisma kommt daher, dass diese Menschen sich so gut finden, wie sie sind. Mit allem Drum und Dran.

Das möchtest du auch, weißt aber nicht, wie das gehen soll?

Vielleicht fängst du damit an, mit deinem Körper Frieden zu schließen. Das bedeutet nämlich nicht, dass du ihn gleich über alles – oder überhaupt – lieben musst. Ein erster Schritt kann es sein, ihn neutral zu betrachten, sich also in Body Neutrality zu üben.

Was ist Body Neutrality?

Lesezeit: 40 Sekunden

Body Neutrality bedeutet, dem eigenen Körper neutral gegenüberzustehen, ihn weder gut noch schlecht zu finden – wobei es hier vor allem um das Aussehen geht. Das kann besonders dann helfen, wenn es dir gerade völlig utopisch vorkommt, deinen Körper zu lieben, und dich dieser Anspruch stresst. Body Neutrality kann dann wie eine Ruheinsel sein, auf der du sicher bist vor Body Shaming und Körperhass. Body Neutrality kann aber auch der Beginn eines Weges sein, auf dem du dich nach und nach immer lieber magst. Du kannst dann deinen Blick auf die Eigenschaften deines Körpers lenken, die nichts mit deinem Aussehen zu tun haben. Zum Beispiel: Du kannst dank deines Körpers die Sonne auf der Haut fühlen, du kannst Schokolade schmecken, die Blumen riechen, einen Sonnenuntergang anschauen, dich von A nach B bewegen, du kannst deine Liebsten umarmen, das weiche Fell deines Haustiers streicheln und so weiter. Für diese Aspekte kannst du bewusst dankbar sein und darüber nach und nach Freude am eigenen Körper, freundschaftliche Gefühle und – vielleicht – sogar irgendwann Liebe für ihn entwickeln.

Selbstliebe und Selbstakzeptanz sind den meisten Menschen nicht einfach so gegeben, sondern Resultat eines Lernprozesses, daran führt kein Weg vorbei. Zum Glück gibt es sehr gute Übungen, die dir dabei helfen können!

Dazu gehören zum Beispiel alle Übungen des Lust-Micro-Trainings in Übungsteil A (Berührung). Denn auch wenn wir uns liebevoll selbst berühren und streicheln, wird das Bindungshormon Oxytocin ausgeschüttet. Das bedeutet, wir stärken die Bindung zu uns selbst! Falls es dir besonders schwerfällt, dich selbst wohlwollend zu knuddeln und zu berühren, probiere einmal, dabei zu lächeln. Durch den Prozess des Facial Feedbacks wird dein Gehirn das während des Lächelns Erlebte als positiv abspeichern. Wenn du dir »einfach so« grinsend blöd vorkommst, klemme dir doch mal einen Bleistift zwischen die Lippen und achte darauf, ihn möglichst nicht mit den Lippen zu berühren. So lächelst du automatisch – und wirst den Effekt spüren.

Folgendes unterstützt außerdem:

Wohlfühlkleidung, in der du dich magst und tief in den Bauch atmen kannst. Denn wenn du flach atmest, erscheint alles um dich herum feindseliger, als es ist. Das bedeutet auch: Keine Kleiderkäufe in zu kleinen Größen, in die du dich noch reinhungern musst und die ständig schreien: »Du bist zu dick!«

Einen Sport finden, der dir Spaß macht – nicht zum Ab- oder

Zunehmen, sondern fürs bessere Körpergefühl. Ob Schwimmen, Tanzen, Kampfsport oder Spazierengehen im Wald: Bewegung gleicht die Aktivität des sympathischen und parasympathischen Nervensystems aus, entspannt längerfristig und verbessert die Laune. Das hilft dir, dich selbst zu mögen.

Lustkiller Scham und Schuld

Scham hat eine soziale Funktion. Sie bringt uns dazu, uns an die Regeln und Normen zu halten, die wir in einer Gruppe oder auch nur in einem bestimmten Zusammenhang für gültig halten. Oft ist das sinnvoll: Wenn du etwa im Theater sitzt und dein Handy klingelt, sind die anderen im Publikum verärgert, verdrehen die Augen, tuscheln, und du schämst dich. Das willst du nicht, also schaltest du das Handy vorher aus. So sichert Scham – oder hier ihre Vermeidung – ein reibungsloses soziales Miteinander (und einen ungestörten Theatergenuss).

Glauben wir nun aber, dass unser Körper ein bestimmtes Aussehen haben *muss*, um sozial »akzeptabel« zu sein, schämen wir uns, wenn das nicht der Fall ist. Wir haben dann das Gefühl, unser Körper ziehe negative Aufmerksamkeit auf sich – ähnlich wie das klingelnde Handy in der Oper. Weil wir glauben, zu dick, zu dünn, zu alt, zu faltig und so weiter zu sein. Wir haben Angst, dass die anderen uns ablehnen, weil wir uns mit unserem – vermeintlich – aus der Reihe tanzenden Körper nicht an die von uns »gefühlte« Norm halten. Wir sorgen uns, dass uns zum Beispiel auch der Mensch an unserer Seite ablehnen könnte. Nicht nur, aber auch beim Sex. Wenn wir so mit unserer Scham beschäftigt sind, sind Gedanken an das, was uns erregen und Spaß machen könnte, Lichtjahre entfernt. Lust zu bekommen, ist dann sehr schwierig.

Dabei gibt es (anders als bei der Norm, das Handy in der Oper auszuschalten) keine Regel, die besagt, dass ein Körper ein bestimmtes Aussehen haben muss. Wir sind alle unterschiedlich, und Perfektion gibt es nicht – auch wenn einige ganz gut darin sind, das zu vertuschen.

Vielleicht schämen wir uns aber auch für unsere sexuellen Wünsche, Fantasien oder Taten, weil wir meinen, dass sie sich »nicht gehören«. Hier mischt sich oft das Gefühl der Schuld unter die Scham, das eigentlich einen etwas anderen Ursprung hat. Schuld empfinden wir, wenn wir eine moralisch-ethische Richtlinie verletzt haben, die wir für gültig halten, bewusst oder unbewusst. Vieles, was Schuldgefühle auslöst, hat mit uralten religiösen Moralvorstellungen zu tun. Zum Beispiel spukt in vielen Köpfen noch die Ansicht herum, dass mit einer Frau, die viele Sexualkontakte hat oder hatte, irgendetwas nicht stimmt, während das für Männer immer noch eher als Qualitätszeichen gilt. Beides ist natürlich totaler Quatsch!

Das kannst du tun, wenn du dich schämst oder dich schuldig fühlst:

Egal, wo sie möglicherweise herkommen, wenn dir Scham oder Schuld die Lust auf Sex nehmen, kannst du wie folgt vorgehen:

Im ersten Schritt mach dir *klar*: Ich schäme mich. Ich fühle mich schuldig. Und dann übst du dich im Akzeptieren – mehr brauchst du nicht zu tun.

Im zweiten Schritt kannst du *nachspüren*: Wo im Körper sitzt dieses Gefühl? Dann hilft es, bewusst in diese Stelle hineinzuatmen, zum Beispiel mit der Übung »Atem wie Wasser« (D 1) – und zu beobachten, was sich in dir verändert. Auch die Übung »Bodylove« (D 3) kann dir hier helfen.

Im dritten Schritt kannst du, wenn du möchtest, *reflektieren*: Was liegt der Scham zugrunde? Was der Schuld? So wird schnell klar, dass Normen – ob tatsächliche oder vermutete – oder überkommene Moralvorstellungen nichts mit dir zu tun haben.

Mit diesen Schritten sind Scham- und Schuldgefühle vielleicht nicht völlig gelöst, aber es wird leichter, damit umzugehen.

In diesen Situationen zusätzlich zum LMT-Training empfohlene Übungen:

D 1: Atem wie Wasser (Kapitel 45) – tiefe Atmung hilft dir, wohlwollender zu sein, auch mit dir selbst.

D 3: Bodylove (Kapitel 47) – wenn du deinen Körper nicht (mehr) magst.

D 5: Body-2-Body (Kapitel 49) – ihr kommt euch körperlich näher und stärkt eure Bindung, ohne den Druck, Sex haben zu müssen.

Exkurs: Wenn Frauen viel Lust auf Sex haben – und sich dafür schämen

Lesezeit: 1 Minute, 20 Sekunden

Die Geschichte der Sexualität ist eine Geschichte des Patriarchats. Über viele Jahrhunderte wurde der Mythos gepflegt und verbreitet, dass Frauen entweder gar keine sexuelle Lust haben oder zumindest viel weniger als Männer (lies zu diesem Thema auch gerne noch einmal das »Blitzlicht der Wissenschaft« zur (Neu-)Entdeckung der Klitoris im Anschluss an das Kapitel 18 »Geschaffen, um zu erregen«). Diesem Mythos liegt die Annahme zugrunde, dass Männer ihre Lust brauchen, weil sonst ihr Penis nicht steif wird, während weibliche Lust vermeintlich überflüssig ist. Entsprechend wurden Frauen, die viel Freude an der Sexualität an den Tag legten, meistens misstrauisch beäugt und oft sogar als psychisch oder körperlich krank gebrandmarkt.

Natürlich ist das vollkommener Unsinn! Trotzdem spukt diese Idee sogar heute noch in vielen Köpfen herum – sogar in weiblichen –, dass mit Frauen, die selbstbewusst ihre Sexualität vertreten und ihre Lust ausleben, etwas nicht stimmt. Noch immer werden Frauen und Mädchen, die gerne Sex haben und das auch selbstbewusst zeigen, als – zum Beispiel – »Schlampe«, »Flittchen« oder Schlimmeres tituliert.

Das spiegelt sich auch in meiner Arbeit. Ich habe Patientinnen, die festgestellt haben, dass sie Sex brauchen und er ihnen guttut. Doch damit stoßen sie in ihrem Umfeld auf Unverständnis oder Feindseligkeit – manchmal sogar bei ihrem Partner. Diesen Frauen wird zum Beispiel zurückgemeldet, dass mit ihnen etwas nicht in Ordnung ist und sie »unnormal« triebgesteuert sind, wenn sie etwa lustvoll stöhnen, in sexuelle Ekstase geraten oder leicht einen Orgasmus bekommen.

Das traurige Ergebnis: Sie beginnen, sich für ihre Lust und für ihre Sexualität zu schämen. Frauen, die Erfahrungen mit der Abwertung ihrer Lust gemacht haben, beginnen häufig, sich zu zensieren. Sie ignorieren ihre Bedürfnisse und ihre Lust und lassen sich in Zukunft vielleicht gar nicht erst auf sexuelle Begegnungen und Erfahrungen ein.

Das ist sehr schade, denn diese Frauen schämen sich für etwas Wunderbares. Falls du dich hier angesprochen fühlst, kannst du zum Glück »einfach« wieder zu deiner ursprünglichen Lust und Freude zurückfinden. Nicht vom Kopf her, sondern über deinen Körper, der ja deine große Stärke ist – zum Beispiel mit den Übungen des Lust-Micro-Trainings in diesem Buch.

42 Ich habe keine Lust mehr, seit ich schwanger bin

Lesezeit: 2 Minuten, 40 Sekunden

Viele werdende Mütter haben – vor allem im zweiten Drittel der Schwangerschaft, wenn die Beweglichkeit noch da ist, aber eine etwaige Übelkeit schon verschwunden ist – tatsächlich nicht weniger, sondern mehr Lust als zuvor. Das Genital ist jetzt immer wunderbar durchblutet, das führt zu intensiveren körperlichen Empfindungen.

Manchmal ist es aber eben auch umgekehrt. Eine sehr pragmatische Herangehensweise kann hier sein, die Unlust zu akzeptieren, weil so eine Schwangerschaft ja nicht ewig dauert. Immer daran denken: Du bist nicht verpflichtet, Lust zu haben! Und falls sich deine Lustlosigkeit allein auf penetrierenden Sex bezieht, gibt es noch etliche andere Möglichkeiten.

Doch natürlich gibt es auch handfeste Gründe für Lustlosigkeit in der Schwangerschaft – und oft lässt sich dagegen etwas tun:

Schwangerschaftsübelkeit

Falls dir Übelkeit die Lust auf Sex verdirbt: Damit bist du nicht allein, neun von zehn Frauen ist es zu Beginn der Schwangerschaft häufig übel. In den meisten Fällen gibt sich das aber spätestens mit Beginn des zweiten Trimesters. Bis dahin hilft es oft, statt drei üppigen Mahlzeiten häufiger kleine fettarme und eiweißreiche Gerichte zu essen und langsam zu kauen. Das Essen sollte salzig sein, aber nicht zu stark gewürzt. Kaffee und Schwarztee verstärken Übelkeit oft noch, während Ingwer oft sehr gut hilft. Außerdem kannst du den P6-Akupressurpunkt am Handgelenk drücken oder massieren.

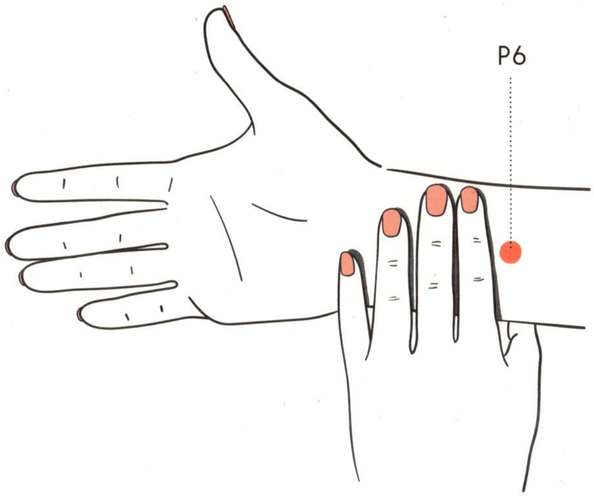

Ängste

Einige Frauen sorgen sich, beim Sex könnte dem Kind etwas passieren oder möglicherweise eine Fehl- oder Frühgeburt ausgelöst werden. Diese Ängste sind bei einer normal verlaufenden Schwangerschaft in der Regel unbegründet. Falls du schon mal gehört hast, dass Sperma Wehen anstoßen kann: Der im Sperma enthaltene Botenstoff Prostaglandin kann zwar kurz vor der Geburt – und nur dann! – etwas mithelfen, die Wehen zu fördern, aber die Prostaglandinmenge ist ansonsten viel zu gering, um allein Wehen auszulösen.

Sollte es Faktoren geben, die in einer bestimmten Phase gegen Sex sprechen, kannst du davon ausgehen, dass du bei einer der ärztlichen Vorsorgeuntersuchungen darauf hingewiesen wirst. Wenn du unsicher bist, sprich das Thema doch einfach selbst bei deiner nächsten gynäkologischen Untersuchung an. Du wirst vermutlich hören: Sex in der Schwangerschaft ist sehr gesund. Von dem beim Sex und besonders beim Orgasmus ausgeschütteten Oxytocin profitiert auch das Kind!

Übrigens leiden auch viele Männer jetzt unter Berührungsängsten – sie haben zum Beispiel Sorge, dass sie mit ihrem Penis etwas kaputt machen könnten. Auch ihnen kann es helfen, wenn sie aus berufenem – will sagen: ärztlichem – Munde hören, dass und wie sie Sex haben dürfen.

Unangenehme Sexstellungen vs. angenehme Sexstellungen

Rührt deine Unlust daher, dass du die gewohnten Stellungen nicht mehr als angenehm empfindest? Grundsätzlich ist die Missionarsstellung in der fortschreitenden Schwangerschaft eher ungünstig, weil der oder die andere (lesbische Personen können mit entsprechenden Toys penetrierenden Sex haben) dabei mit dem Gewicht auf deinen Bauch drückt. Falls die Missionarsstellung eure ausgemachte Lieblingsposition ist, könnt ihr testen, dass du mit dem Po an die Bettkante rutschst und der oder die andere davor kniet. So wird das Gewicht abgefangen.

Doggy Style – also im Vierfüßlerstand von hinten – oder die Löffelchenstellung funktionieren die ganze Schwangerschaft über. Die meisten Schwangeren fühlen sich außerdem in Stellungen wohl, in denen sie oben sitzen. So können sie besser kontrollieren, wie tief der Penis oder das Sextoy eindringt. Auch das kann Ängste reduzieren.

Veränderter Körper

Viele Frauen lieben ihren wachsenden Bauch und die prallen Brüste, aber viele sind auch überfordert mit der schnellen Veränderung, die ihr Körper durchläuft. Ich selbst bin in meinen Schwangerschaften ständig irgendwo angestoßen, weil ich nicht wusste, wo ich anfange und aufhöre. Falls du deinen Körper gerade gar nicht leiden magst, hast du vielleicht grundsätzlich Schwierigkeiten, deinen Körper zu akzeptieren. Lies in diesem Fall bitte auch das Kapitel 44 »Ich habe keine Lust, weil ich meinen Körper nicht mag«.

In diesen Situationen zusätzlich zum LMT-Training empfohlene Übungen:

D 1: Atem wie Wasser (Kapitel 45) – stoppt Ängste

D 3: Bodylove (Kapitel 47) – wenn dir dein Körper nicht (mehr) gefällt

D 4: Zwei-Zeit (Kapitel 48) – falls ihr gerade Berührungsängste habt

D 5: Body-2-Body (Kapitel 49) – die stehende Variante dieser Übung ist mit dem Babybauch oft besonders lustig.

D 6: Der 6-Sekunden-Kuss (Kapitel 50) – hilft euch, gefühlsmäßig verbunden zu bleiben

43 Seit mein Baby geboren ist, habe ich weniger Lust auf Sex

Lesezeit: 3 Minuten, 50 Sekunden

Wenn dir kurz nach der Entbindung noch nicht der Sinn nach Sex steht, ist das erst mal völlig normal und richtig so! Viel wichtiger als Sex ist es jetzt, dich in deine neue Rolle als Mutter einzufinden. Das Baby kennenzulernen, mit dem Füttern und vielleicht dem Stillen klarzukommen und natürlich mit den veränderten Rhythmen im Tagesablauf. Das kann seine Zeit dauern, und die solltest du dir auch unbedingt gönnen. Zeit brauchen auch Geburtsverletzungen, Dammschnitte oder eine Kaiserschnittnarbe. All das sollte vollständig abgeheilt sein, bevor du wieder Sex hast.

Wenn du aber auch viele Wochen nach der Geburt noch keine Lust auf Sex hast und dich das belastet, lohnt es sich, genauer hinzuschauen. Es gibt dafür viele mögliche Ursachen, oft sind es mehrere gleichzeitig. Über dieses Thema könnte man eigentlich ein eigenes Buch schreiben, ich versuche aber, dennoch kurz die wichtigsten Bereiche darzustellen, auf die ich auch in meinem therapeutischen Alltag immer wieder zu sprechen komme.

Unlust durch körperliche Veränderungen im Genitalbereich – und was du tun kannst

Scheidentrockenheit

Nach der Schwangerschaft fällt der Östrogenspiegel in kurzer Zeit stark ab, und wenn du deinem Kind die Brust gibst, steigt der Spiegel des Stillhormons Prolaktin. Das kann dazu führen, dass deine Vagina trockener ist, als du es gewohnt bist. Gleitgel schafft schnell Abhilfe.

Schmerzen

Solltest du Schmerzen haben, obwohl Verletzungen bereits ab- und Narben zugeheilt sind, nimm das bitte nicht auf die leichte Schulter und besprich das ärztlich. Ich persönlich habe sehr gute Erfahrungen mit Narbenentstörungen gemacht, auch wenn das wissenschaftlich kein anerkanntes Verfahren ist. Gleichwohl wird es in vielen Arztpraxen angeboten – besonders, wenn diese in TCM, der Traditionellen Chinesischen Medizin, eine Qualifikation haben. Narbenentstörung basiert auf der Annahme, dass Energiebahnen – die Meridiane – den Körper durchziehen und Narben, die diese kreuzen, den Energiefluss stören. Um ihn wiederherzustellen, gibt es verschiedene Möglichkeiten, von Akupunktur bis zum Einsatz von Lasern. Daneben ist auch Narbenpflege wichtig, also das Eincremen und Massieren von Narben, um das Gewebe wieder weich und flexibel zu machen.

Beckenboden

Der Beckenboden ist durch Schwangerschaft und Geburt oft stark in Mitleidenschaft gezogen. Das kann dazu führen, dass sich der Sex anders anfühlt, du weniger spürst und nicht so leicht erregt wirst. Ein Rückbildungskurs, der auf die

Bedürfnisse von Neumamas abgestimmt ist, kann helfen, den geschwächten Beckenboden wieder in Form zu bringen – und die gedehnten Bauchmuskeln und die Rückenmuskulatur gleich mit. Beginnen kannst du damit ungefähr sieben Wochen nach der Geburt, nach einem Kaiserschnitt nach acht bis zehn Wochen. Erste zarte Übungen darfst du aber meist bereits im Wochenbett machen – frag deine Nachsorgehebamme danach. Leidest du unter gravierenderen Einschränkungen, wie starker Inkontinenz oder einer Organsenkung, kann es sinnvoll sein, noch vor dem Rückbildungskurs eine Physiotherapie zu machen (lies dazu bitte das Kapitel »Der Beckenboden, das unterschätzte Multitalent«).

Das Lust-Micro-Training ist auch nach der Geburt ein sehr guter Weg, deinen Körper neu kennenzulernen und zu (re) sensibilisieren. Du darfst nach der Geburt mit den A-Übungen (Berührung) beginnen, sobald Verletzungen und Narben abgeheilt sind und du ärztlich oder von deiner Hebamme das Okay zum Eincremen oder Einölen deiner Vulva und Vagina bekommst. Das ist auch sehr sinnvoll, siehe oben, um etwaige Narben weich zu machen und Schmerzen vorzubeugen. Mit den B-Übungen (Bewegung) und den C-Übungen (Beckenboden) kannst du im Anschluss an deinen Rückbildungskurs beginnen – das ist vorteilhaft, weil ein regulärer Kurs häufig zu kurz ist, um den Beckenboden nachhaltig zu kräftigen.

Andere Ursachen der Unlust nach der Schwangerschaft und Lösungsansätze

Die Brust ist emotional anders besetzt

Besonders wenn du stillst, kann es sein, dass deine Brüste jetzt gefühlsmäßig vor allem mit dem Baby und dem Muttersein verbunden sind. Jetzt ist es möglich, dass du die Person, mit der du in einer Beziehung bist, als Eindringling in die Mutter-Kind-Welt wahrnimmst, wenn er oder sie beim Sex deine Brüste berührt. Vielleicht fühlst du dich – oder genauer gesagt: deinen Busen – plötzlich von allen vereinnahmt. Außerdem ist es für viele Frauen schwierig, zwischen den Rollen als Versorgerin des Kindes und der erotischen Frau zu wechseln. Plötzlich Mutter zu sein, kann sich auch fremd und beängstigend anfühlen. Hinzu kommt manchmal das »Problem«, dass durch Berührung und Erregung der Brüste der Milchfluss angeregt wird und sie anfangen zu tropfen, was einigen Frauen peinlich ist.

Es ist vollkommen okay, bis zum Ende der Stillzeit die Brüste beim Sex einfach auszusparen – so gelingt der Spagat zwischen Sex und Muttersein oft besser.

Das Nähebedürfnis ist durchs Baby gedeckt

Erfüllt dein Baby dein Bedürfnis nach Nähe, kann deine Lust auf Sex komplett schwinden – jedenfalls, wenn deine Hauptmotivation für gemeinsamen Sex das Herstellen von Nähe ist (übrigens ein im Grunde nicht sexuelles Bedürfnis). Auch hier können die Basis-Übungen des Lust-Micro-Trainings aus Teil IV des Buches gut helfen, an den Sex neu heranzugehen, nämlich über den Körper statt allein über die Emotion. Denn wenn Sex sich toll anfühlt, wird auch das körperliche Erleben zur Motivation.

Traumatische Geburtserlebnisse/Postpartale Depression

Nach einer traumatischen Geburt werden die Genitalien manchmal mit den Erlebnissen verknüpft – lustvoller Sex wird schwierig. Auch eine postpartale Depression kann die Lust rauben. Bitte scheue dich nicht, in diesen Fällen psychotherapeutische Hilfe in Anspruch zu nehmen.

Keine Zeit, zu viel Stress/Mental Load

Viele Neumütter wissen nicht, wo ihnen der Kopf steht. Da ist das Kind, der Haushalt, der in der Elternzeit – nach wie vor – an ihnen hängt, oder vielleicht arbeiten sie auch schon wieder. Zeit ist rar, der Kopf ist voll, und Sex steht höchstens als forderndes »Du müsstest mal wieder, wenn dir die Beziehung lieb ist« auf der To-do-Liste. Erkennst du dich wieder? Dann lies bitte auch das Kapitel 37 »Ich habe den Kopf vor lauter Stress nicht frei für Sex« zum Thema Unlust durch Stress.

Ich mag meinen Körper nicht (mehr)

Durch eine Schwangerschaft verändert sich der Körper. Vorübergehend oder auch permanent. Wer sich deswegen selbst nicht (mehr) mag und sich nicht vorstellen kann, dass der oder die Liebste einen »jetzt noch« sexy findet, hat oft keine Lust. Ist das bei dir der Fall? Dann lies bitte auch das Kapitel 41 »Ich habe keine Lust, weil ich meinen Körper nicht mag und/oder mich für ihn schäme« zur Wahrnehmung des eigenen Körpers.

Die Eltern driften in verschiedene Lebenswelten

Wenn wir zu Eltern werden, bleibt oft ein Elternteil mit dem Baby zu Hause, das andere geht arbeiten. Lebenswelten driften auseinander, gemeinsame Zeit wird rar. Wer aber immer weniger Schnittmengen hat, hat oft auch keine Lust auf gemeinsamen Sex. In dieser Situation kann dir auch das folgende Kapitel zu einer langjährigen Partnerschaft Anstöße geben.

In diesen Situationen zusätzlich zum LMT-Training empfohlene Übungen:

D 1: Atem wie Wasser (Kapitel 45) – bei viel Stress

D 3: Bodylove (Kapitel 47) – wenn dir dein Körper nicht (mehr) gefällt

D 4: Zwei-Zeit (Kapitel 48) – falls ihr momentan nur wenig Zeit füreinander habt

D 5: Alternativ könnt ihr Body-2-Body (Kapitel 49) machen – je nachdem, welche Übung euch mehr zusagt.

D 6: Der 6-Sekunden-Kuss (Kapitel 50)

44 Ich lebe in einer langjährigen Partnerschaft. Die Liebe ist noch da, aber auf Sex habe ich meistens keine Lust

Lesezeit: 3 Minuten, 30 Sekunden

Kennst du das Sightseeing-Paradox? Den Begriff hat meine Freundin Stella sich ausgedacht, und das Paradox besagt: Wenn du in einer Stadt mit Sehenswürdigkeiten lebst, die für dich supereasy zu erreichen sind, steigt die Wahrscheinlichkeit enorm, dass du sie nie anschaust.

Warum? Weil du dir sagst: Die Sehenswürdigkeiten laufen ja nicht weg, das kann ich später auch noch machen. So ähnlich ist das auch in vielen Beziehungen. Der Mensch an unserer Seite ist ja da, Sex wäre – theoretisch – fast jederzeit möglich. Und genau darum fällt er immer wieder unter den Tisch, andere Dinge sind immer dringlicher.

Dringlich ist Sex in langjährigen Partnerschaften nämlich ziemlich selten. Wie du schon im ersten Teil des Buches erfahren hast, flauen die Hormone und Botenstoffe, die uns zu Beginn ganz leicht erregbar gemacht und dafür gesorgt haben, dass wir uns gerne und häufig küssen, uns streicheln und miteinander schlafen, im Laufe der Zeit ab. Außerdem tritt ein Gewöhnungseffekt ein: Wir kennen den Menschen, mit dem wir unser Leben verbringen, scheinbar in- und auswendig. Überraschendes, das unsere Aufmerksamkeit weckt, ist rar.

Da aber viele Menschen meinen, Lust müsse sich von selbst einstellen, wird Sex in vielen langjährigen Beziehungen immer seltener. Das bedeutet nicht, dass die Liebe verschwunden ist, denn mit Liebe hat Lust, wie du schon in »Wahrheit Nummer 3« erfahren hast, rein gar nichts zu tun. Aber trotz dieser Liebe ergreift niemand die Initiative, sondern alle Beteiligten warten. Und warten. Und wenn sie nicht gestorben sind …

Stopp!

Um dir zu illustrieren, was du in so einer Situation tun kannst, möchte ich noch mal auf den Sightseeing-Vergleich zurückkommen: Als ich im Studium war, habe ich zusammen mit anderen aus meinem Studiengang Sightseeingtouren in der eigenen Stadt – damals Bern – organisiert. Immer nach einem anderen Motto. Eigentlich hatten wir geglaubt, Bern zu kennen, wurden aber eines Besseren belehrt. Es war vollkommen faszinierend, wir haben immer wieder jede Menge Neues entdeckt, und die Stadt, die uns schon ein bisschen langweilig geworden war, fing wieder an zu glitzern, und wir hatten plötzlich jede Menge Ideen, was wir unternehmen konnten – und Lust darauf! Später habe ich auf diese Weise auch Zürich für mich entdeckt.

Sightseeing in der Partnerschaft? Ja bitte!

Das Tolle ist: Das funktioniert auch in einer Partnerschaft! Geh auf Sightseeingtour in deiner Beziehung!

Anfangen kannst du bei dir selbst – das klappt mit den LMT-Übungen, die dich deinen Körper (der bereits eine grandiose Sehens- und Fühlenswürdigkeit ist!) und dein sexuelles

Potenzial neu erleben lassen. Nicht zu vergessen: Durchs tägliche Trainieren bringen sie auch den Gedanken an Sex als etwas real Erlebbares zurück in dein Leben – und er ist nicht mehr länger nur eine Erinnerung an etwas, was früher mal wichtig war. Wenn die Person, mit der du in einer Beziehung bist, mag, kann er oder sie natürlich parallel trainieren, die Übungen eignen sich auch für Menschen mit Penis (lies für Genaueres im Kapitel 17 in den FAQ, Punkt 13 nach) – aber das ist nicht unbedingt notwendig.

Zum Sightseeing in eigener Sache gehört auch, deine eigenen Vorlieben und Bedürfnisse (wieder) zu entdecken. Denn vielleicht rührt ein Teil deiner Unlust auch daher, dass du beim Sex – oder auch sonst – immer nur an dein Gegenüber denkst und das, was dir Freude macht, hintanstellst. Mit dem Kapitel 46 »Auf der Spur deiner Intuition« trainierst du, deine innere Stimme zu hören. Später beim Sex die eigenen Wünsche »egoistisch« zu verfolgen (selbstverständlich ohne etwas zu tun, womit der oder die andere nicht einverstanden ist!), kann sehr sexy sein und die Lust aller Beteiligten außerordentlich beflügeln. Der gesunde Egoismus hat nämlich auch eine sehr altruistische Seite: Du nimmst deinem Gegenüber die Last, dich glücklich zu machen – denn dafür sorgst du schon ganz allein. Umgekehrt ist auch dein Gegenüber nicht darauf angewiesen, dass du ihm zu Höhenflügen verhilfst. Wenn du das glauben solltest, bist du nicht egoistisch, sondern egozentrisch. Lass dich einfach überraschen, wie gut der Sex wird, wenn alle zunächst an ihr eigenes Vergnügen denken!

Döner-Prinzip?

Lesezeit: 35 Sekunden

In der Dönerbude bestellen viele Menschen ihren Döner so: »Einmal mit allem und bitte scharf.« Ähnliches erwarten die meisten Leute von ihrer Beziehung: Alles soll mit drin sein, und gut schmecken soll es obendrein. Wir wollen tiefschürfende Gespräche. Scharfen Sex. Sicherheit. Erotik. Und so weiter. All das soll sich automatisch einstellen, wenn wir mit jemandem zusammen sind. Dieser Jemand wird damit auch oft unbewusst als hauptverantwortliche Person für die Lieferung unserer »Bestellung« – unserer Erwartungen – angesehen. Aber das kann nicht funktionieren! Das Leben ist keine Imbissbude und der Mensch an unserer Seite nicht die Person hinterm Tresen, die für die Erfüllung unserer Wünsche zuständig ist. Da müssen wir uns schon selbst drum kümmern. Darum frage dich: Was ist die wichtigste Zutat in meinem »Döner«? Auf was kann ich verzichten? Was ist so wichtig, dass es unbedingt drin sein soll? Und was kann *ich* dazu beitragen?

Kommen wir noch mal zurück zum Sightseeing (siehe hierzu auch Kapitel 51 »Das erste Date«): Im nächsten Schritt ist der Mensch an deiner Seite die Sehenswürdigkeit, die du schon lange nicht mehr besucht hast – und die du jetzt ganz genau erkundest, beachtest, bewunderst und berührst. Sieh diesen Menschen mit neuen Augen. Stell dir vor, du hättest ihn gerade erst kennengelernt. Aktiviere dazu deinen Vagusnerv – dabei hilft dir zum Beispiel die Übung »Atem wie

Wasser« (D 1). Ein aktivierter Vagus macht dich innerlich weich, wohlwollend und liebevoll. Und dann konzentriere dich darauf, was es Wundervolles und Liebenswertes zu entdecken gibt: das verschmitzte Lächeln, den tollen Humor, den sexy Hüftschwung oder auch eine liebenswerte kleine Falte, die du noch nie bewusst gesehen hast.

Am besten ist es natürlich, wenn ihr das gemeinsam macht, falls der oder die andere dafür offen ist. Etwas, was ich »meinen« Paaren in der Therapie immer ans Herz lege, ist die Reframing-Übung »Das erste Date« (D 7), die den meisten sehr viel Spaß macht und erstaunlich viel frischen Wind bringt.

Und schließlich: Ergreife die Initiative! Falls ihr lange keinen Sex hattet und ihr Berührungsängste habt, braucht ihr dabei nicht direkt aufs Ganze zu gehen. Verabredet euch stattdessen zunächst, einander »nur« körperlich nah zu sein. Tastet euch langsam heran, und bleibt bei den abgesprochenen Grenzen. Auch dazu schlage ich dir ergänzende und ganz einfache Übungen vor (siehe unten), mit denen ihr euch ohne Druck wieder näherkommen könnt. Und wenn ihr dann wieder Sex habt, hast du mit den LMT-Übungen die beste Basis für Spaß dabei geschaffen. Und Spaß bedeutet auch: neue Lust darauf!

In diesen Situationen zusätzlich zum LMT-Training empfohlene Übungen:

D 1: Atem wie Wasser (Kapitel 45)
D 2: Auf der Spur deiner Intuition (Kapitel 46)
D 4: Zwei-Zeit (Kapitel 48)
D 5: Body-2-Body (Kapitel 49)
D 6: Der Sechs-Sekunden-Kuss (Kapitel 50)
D 7: Das erste Date (Kapitel 51)

Komplettierende Übungen zum Lust-Micro-Training (LMT) D

Die in Teil IV des Buches beschriebenen Routinen des Lust-Micro-Trainings (LMT) dienten ganz konkret zunächst der Sensibilisierung deines Genitals (Part A), brachten dann deinen Körper insgesamt in Bewegung (Part B) und anschließend gezielt dein Becken (Part C). Dieses ABC ist der Kern des LMT und wiederum inspiriert von den Lehren des Sexocorporel, dem sexologischen Modell, mit dem ich erfolgreich mit meinen Patientinnen und Patienten arbeite. Alle, die etwas gegen sexuelle Lustlosigkeit tun möchten, profitieren von diesen Übungen.

Hier, in Part D, folgen nun Übungen, die – *ergänzend* zu denen aus Teil IV – in speziellen Situationen und bei der Lösung von Schwierigkeiten unterstützen können, von denen du in den vorhergehenden Kapiteln (33 bis 41) gelesen hast. Diese Übungen geben hilfreiche Anstöße – nicht nur für eine erfüllendere Sexualität, sondern für ein erfüllenderes Leben allgemein und – gegebenenfalls – eine erfüllendere Beziehung.

Viel Spaß!

45 Übung D 1: Atem wie Wasser – Zwerchfellatmung (Bauchatmung)

Lesezeit: 2 Minuten, 30 Sekunden

Besonders geeignet für:

Alle, die gerade viel Stress und/oder Sorgen haben.

Alle, die mit den Hinweisen zur Atmung bei den LMT-Übungen im C-Part (Beckenboden) noch Schwierigkeiten haben. Sie können diese Übung im Trainingsplan zwischen die B-Übungen (Bewegung) und die C-Übungen schieben.

Empfehlenswerte Auslösemomente:

Momente, *bevor* du dich in Situationen begibst, die potenziell stressig sein können. Das könnte etwa der Moment sein, in dem du die Hand auf die Türklinke legst, um aus dem Haus zu gehen. Oder der Augenblick, wenn du vom Bürostuhl aufgestanden bist, um in ein Meeting zu gehen. Genauso hilfreich kann es sein, die Übung an potenzielle Stresssituationen anzuhängen: Wenn du aus der Tür bei deinem Arbeitgeber getreten bist. Wenn du den Computer runtergefahren hast. Ich selbst mache die Übung immer, bevor ich nach der Arbeit ins Haus zu meiner Familie gehe – so komme ich innerlich aufgeräumt an. Natürlich kannst du die Atmung auch immer nach Bedarf nutzen.

Besonderheiten der Übung:

Die Übung muss im Alltag nicht dem Zeitschema des Lust-Micro-Trainings folgen. Statt auf die Zeit zu achten, nimmst du nach deinem Auslösemoment bewusst drei bis zehn (oder mehr) Atemzüge. Allerdings kann es gerade bei viel Stress sehr erholsam sein, einige Minuten am Tag bewusst auf diese Weise zu atmen und dabei immer das Wasserglas (siehe unten) zu visualisieren – so lernst du übrigens ganz nebenbei, zu meditieren.

Die Übung kann auch nach Bedarf gemacht werden – immer, wenn du spürst, dass der Stress oder Ängste dich zu überrollen drohen.

So geht's:

Ich beschreibe dir im Folgenden die Übung im Liegen. Später musst du dich zum Ausführen der Zwerchfellatmung selbstverständlich nicht immer hinlegen. Anfangs ist es aber hilfreich, sie einige Male entspannt so zu üben. Vielleicht hilft es dir dabei auch, die Augen zu schließen, um den Blick nach innen zu richten und deine Visualisierung zu unterstützen.

Leg dich zum Üben auf den Rücken auf eine feste Unterlage, zum Beispiel auf einen Teppich oder eine Gymnastikmatte. Winkle deine Beine an, stelle die Füße auf den Boden.

Lege nun eine Hand auf den unteren Bauch.

Atme **zunächst** langsam vollständig **durch die Nase aus**, und zwar so, dass dein Bauch mit der Hand darauf in sich zusammenfällt wie ein Käsekuchen, den du zu früh aus dem Ofen gezogen hast.

Halte nach dem Ausatmen kurz (!) den Atem an.

Atme **dann durch die Nase** tief in den Bauch **ein**. Stell dir dabei vor, dein Torso wäre ein riesiges Wasserglas. Die Luft, die du einatmest, ist das »Wasser«: Wie Wasser fließt sie auch zunächst in den unteren Teil deines »Wasserglases« (in den unteren Bauch), dann in den mittleren und füllt zum Schluss erst den oberen. Auf diese Weise legst du den Fokus darauf, wie dein Atem das Zwerchfell in den unteren Bauch hinein dehnt. Dein Bauch wölbt sich dabei wie ein Luftballon in deine Hand hinein.

Halte nach dem Einatmen kurz den Atem an.

Dann atmest du wieder komplett durch die Nase aus, die Bauchdecke fällt in sich zusammen.

Atme für mindestens drei, aber gerne auch für zehn oder mehr Atemzyklen auf diese Weise.

Wenn du so atmest, aktivierst du deinen Vagusnerv, den »Ruhenerv« des Parasympathikus im vegetativen Nerven-

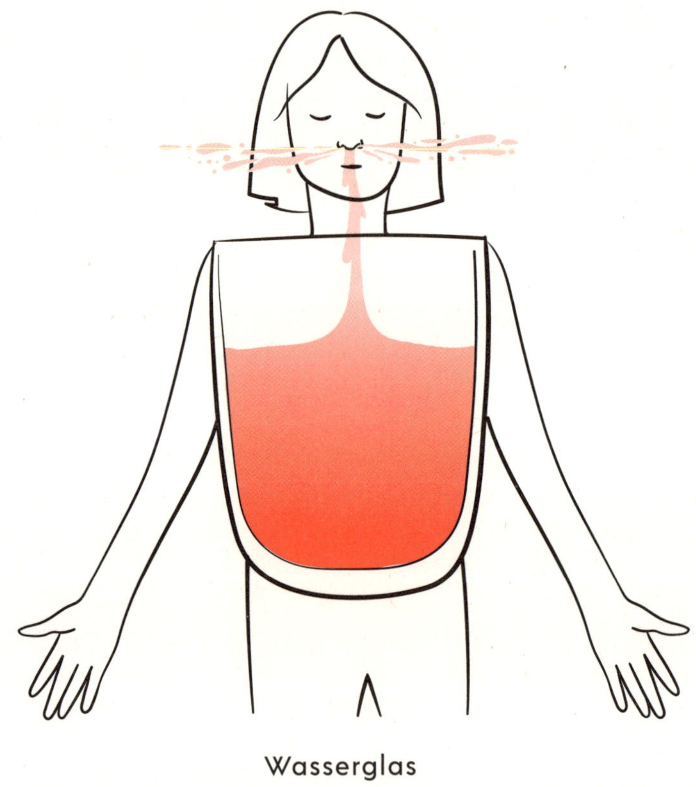

Wasserglas

system – mit jedem Atemzug stärker. Damit stoppst du jede Stressreaktion und verbesserst deine Laune sofort.

Wie gesagt: Du brauchst dich für diese Art der Atmung nicht immer hinzulegen – sie funktioniert in jeder Position. Du musst auch nicht jedes Mal die Hand auf den Bauch legen. Wenn du sie einmal verinnerlicht hast, steht dir mit dieser Atmung ein kraftvolles Instrument zur Stressbewältigung zur Verfügung.

Variante quadratische Atmung

Falls du nicht weißt, wie lange du jeweils ein- und ausatmen sollst, kann dir die sogenannte »quadratische Atmung« helfen, bei der die Aus- und Einatmung gleich lang sind und du dazwischen den Atem für die gleiche Zeit anhältst. Das bedeutet, du zählst beim Einatmen bis – zum Beispiel – vier, hältst für vier Zähler die Luft an, atmest aus, während du bis vier zählst, hältst vier Zähler die Luft an – und so fort. Mit der Zeit kannst du die Intervalle ausdehnen, das verstärkt die erholsame Wirkung noch.

46 Übung D 2: Auf der Spur deiner Intuition

Lesezeit: 3 Minuten

Besonders geeignet für:

Soziale Motivationstypen und generell Menschen, die vor allem die Bedürfnisse anderer umsetzen – und dabei ihre eigenen Bedürfnisse manchmal aus den Augen verlieren.

Empfehlenswerte Auslösemomente:

Momente alltäglicher Entscheidungen, die du normalerweise *entweder* auf Autopilot triffst *oder* die dir manchmal schwerfallen, weil du anfängst, das Für und Wider abzuwägen. Zum Beispiel: Du stehst vor dem Kleiderschrank, um deine Kleidung für den Tag zu wählen. Oder: Du musst dich in der Kantine für ein Gericht entscheiden. Oder: Du suchst einen Film aus, den du am Samstagabend gucken möchtest. Oder: Du überlegst, was du für die Familie kochen sollst.

Besonderheiten der Übung:

Diese Übung folgt nicht dem für die Basisübungen in Kapitel 13 (»Wie das LMT funktioniert«) oder in Kurzform in Kapitel 16 (»Dein ›Spickzettel‹ fürs LMT«) vorgeschlagenen Zeitschema. Du musst sie also nicht erst 10 Sekunden, dann 30 Sekunden usw. üben – sie besteht stattdessen immer nur aus einem kurzen Moment des Innehaltens. Trotzdem sollte sie zu einer Gewohnheit werden – darum bitte das Belohnen nicht vergessen (siehe Kapitel 15 »Der krönende Abschluss«).

So geht's:

Bei dieser Übung geht es darum, die Zeit symbolisch kurz anzuhalten – so lange, wie es dauert, mit einem Blasebalg einen Luftpuster zu machen – und in einem ersten Schritt die Stimme deiner Intuition überhaupt wahrzunehmen. In einem zweiten Schritt kannst du dann bewusst darauf reagieren.

Viele Menschen, besonders Frauen, sind unheimlich geübt darin, die Bedürfnisse ihrer Mitmenschen zu erspüren und sich darauf einzustellen. Was sie selbst möchten und fühlen, gerät dabei völlig aus dem Blick. Selbstverständlich nicht nur, aber auch beim Sex. Hast du den Kontakt zu deiner inneren Stimme lange nicht – oder überhaupt noch nie – gepflegt, ist es ratsam, ihn zunächst in alltäglichen Situationen (wieder) aufzunehmen. Und zwar in Situationen, in denen du ganz entspannt für dich allein in dich hineinhorchen kannst. Fängst du erst beim gemeinsamen Sex damit an, überforderst du dich möglicherweise. Dem Ziel, auch in dieser Situation selbstbewusst deine Bedürfnisse zu erspüren, näherst du dich am besten nach und nach.

Ich nehme jetzt mal die Situation vor dem Kleiderschrank als Beispiel: Du musst dich für ein Outfit für den Tag entscheiden. Vielleicht hast du in dieser Lage bisher immer automatisch nach mehr oder weniger denselben Klamotten gegriffen. Oder du hast gründlich überlegt: Was ist heute angemessen und praktisch? Wie ist das Wetter? Wie wirkt das, was ich anziehe, auf die Leute auf der Arbeit?

Ab sofort machst du es anders: Du hältst die Zeit also kurz an und atmest einmal tief durch (falls dir das schwerfällt, ist es ratsam, erst einmal die Bauchatmung zu üben, siehe vorherige Übung). Schau dir kurz an, was zur Auswahl steht. Dann horchst du in dich hinein und stellst dir folgende Frage: Wenn es ganz allein nach mir geht, worauf habe ich jetzt Lust?

Das zu beantworten, ist anfangs vielleicht gar nicht so einfach, wenn du deine Entscheidungen normalerweise von äußeren Faktoren abhängig machst – oder einfach das wählst, was du immer nimmst. Ein guter Hinweis ist in der Regel der erste Impuls, den du nach dem Stellen der Frage hast. Du kannst diesen Impuls überprüfen, indem du – um im Kleiderschrank-Beispiel zu bleiben – das gewählte Kleidungsstück in deiner Hand betrachtest und in deinen Körper hineinfühlst. Wie fühlt es sich an, wenn du dir vorstellst, dieses Stück zu tragen? Macht der Gedanke daran dich innerlich weich, oder spürst du irgendwo einen Widerstand?

Bei mir fühle ich mittlerweile genau im Solarplexus, ob etwas für mich stimmig ist oder nicht. Andere Menschen krampfen sich ganz leicht zusammen, wenn etwas nicht passt, andernfalls sind sie entspannt. Wieder andere haben ein warmes, angenehmes Gefühl im unteren Bauch, wenn eine Entscheidung für sie intuitiv richtig ist – bleibt das aus, entscheiden sie sich dagegen.

Wie das »richtige« Gefühl für dich ist, kannst nur du allein herausfinden – fokussiere dich einfach auf deine Körperwahrnehmung, es gibt hier kein »richtig« oder »falsch«. Setze dich bei dieser Übung bitte nicht unter Druck, denn Druck erzeugt Widerstand. Probiere einfach, so gut es geht, deine innere Stimme wahrzunehmen. Das klappt wahrscheinlich nicht direkt, denn wenn sie lange nicht gehört wurde, ist sie erst mal leise. Das wird mit der Zeit besser!

Wichtig: Es geht hier zunächst wirklich nur darum, die innere Stimme überhaupt wahrzunehmen. *Du bist nicht verpflichtet, auf sie zu hören, du darfst dich auch dagegen entscheiden!* Ich empfehle meinen Patientinnen und Patienten hier sogar zunächst, nicht in die Umsetzung zu gehen, damit sie sich nicht überfordern.

Später, wenn du dich daran gewöhnt hast, die Stimme zu hören, kannst du ihr dann folgen. Beobachte, was dann passiert: Wie fühlst du dich mit deiner Entscheidung? Wenn es dir zur Gewohnheit geworden ist, deine Intuition wahrzunehmen, kannst du probieren, dich ohne Wenn und Aber von ihr leiten zu lassen. Wahrscheinlich wirst du dann die Erfahrung machen, dass sie nur dein Bestes im Sinn hat.

Je häufiger du die Übung machst, umso mehr wird es dir zur Gewohnheit, auf dich selbst zu hören.

Rolle der Übung beim Sex:

Eine sehr wichtige Zutat für befriedigenden und genussvollen Sex ist etwas, was ich »gesunder Egoismus« nenne. Damit du Lust auf Sex bekommst, muss er *dir* Spaß machen. Wie aber soll das gehen, wenn du dabei ausschließlich an dein Gegenüber denkst oder daran, was »man« so macht? Sieh es einmal so: Der andere Mensch möchte mit *dir* Sex haben, aber du als Person verschwindest im Grunde, wenn du nur nach deinem Gegenüber schaust. Und was passiert, wenn ihr das beide so macht? Dann habt ihr im Grunde Phantomsex, bei dem niemand richtig anwesend ist. Darum ist es hier sehr wichtig, Kontakt zu deiner inneren Stimme zu haben und erspüren zu können: Wonach ist mir jetzt?

Der Yes-Day

Eine spannende Variante der Übung ist der sogenannte Yes-Day. Dabei machst du einen Tag lang nichts anderes, als den Impulsen deiner Intuition zu folgen: Du tust ausschließlich das, worauf du spontan Lust hast! Aus praktischen Gründen funktioniert so ein Tag am besten am Wochenende oder im Urlaub. Lass dich überraschen, wohin deine Lust dich trägt!

47 Übung D 3: Bodylove

Lesezeit: 2 Minuten, 30 Sekunden

Besonders geeignet für:

Alle Menschen, die ihren Körper oder Teile ihres Körpers noch – oder momentan – nicht so richtig mögen.

Empfehlenswerte Auslösemomente:

Momente in Situationen, in denen du ungestört etwas Zeit für dich hast. Zum Beispiel, der Moment, wenn du dich sonntags aus dem Bett geschwungen hast.

Besonderheiten der Übung:

Falls du Schwierigkeiten mit tiefer Atmung in den Bauch hast, übe bitte zunächst die Übung D 1 – »Atem wie Wasser«.

Du kannst die Übung vor dem Spiegel machen, aber nur, wenn dein Blick nicht zu kritisch ist. Die Augen »ästhetisieren« nämlich schnell, und das kann dich von der Übung ablenken. Mache in diesem Fall die Übung – zunächst oder immer – ohne Spiegel.

Trage zunächst Wohlfühl-Kleidung, in der du dich gut bewegen kannst.

Du kannst die Bodylove-Übung nach Bedarf machen – zum Beispiel, wenn du dich an den »Tagen vor den Tagen« mit dir unwohl fühlst. In diesem Fall führe sie mindestens eine Minute aus, gerne länger.

Haderst du fast immer mit deinem Körper, folge dem Zeitschema des Lust-Micro-Trainings. In den ersten Einheiten – den zehn und den dreißig Sekunden – musst du nichts tun, als dich nackt hinzustellen und dich zu spüren. Erst, wenn du bei der 1-Minuten-Einheit angekommen bist, machst du die eigentliche Übung: Dann spannst du so lange an, wie du kannst – maximal 30 Sekunden –, und die restliche Zeit lässt du, wie unten beschrieben, locker. Bleib auch bei den höheren Zeiteinheiten dabei, nur zu Beginn anzuspannen, den Rest der Zeit bewegst du dich locker.

So geht's:

Stell dich an eine Stelle ins Zimmer, an der du etwas Platz hast, oder – gegebenenfalls, siehe Besonderheiten – vor den Spiegel.

Richte nun deine Aufmerksamkeit auf einen – oder *den* – Bereich deines Körpers, den du am allerwenigsten magst. *Noch* nicht magst!

Nun spannst du deinen Körper an, von den Zehen bis hin zur Kopfhaut, bis du komplett unter Spannung stehst. Denk auch an dein Gesicht: Kneife die Augen und ziehe die Augenbrauen zusammen, spanne den Mund, den Kiefer und den Nacken an, wie ein angriffslustiger Hund, der gleich auf deine »Problemzone« zustürmen will (du darfst auch ein bisschen knurren, wenn du möchtest). Verstärke nun die Anspannung noch.

Atme dabei ganz bewusst richtig flach, also nur in den oberen Bereich des Brustkorbs.

Beobachte, was mit deiner Feindseligkeit gegenüber der Körperstelle geschieht.

Wenn du dich nicht mehr anspannen kannst, lass komplett locker und nimm die Aufmerksamkeit von der Körperstelle.

Fang jetzt an, dich zu bewegen. Erst leicht, dann immer mehr. Schüttel dich zum Beispiel von oben bis unten durch wie ein nasser Hund. Stell die Beine hüftbreit oder breiter hin, dreh dann locker und gerne mit Hüftschwung den Oberkörper abwechselnd nach rechts und links, während deine

Arme wie weich gekochte Spaghetti hin- und herschlenkern. Schaukel mit den Hüften, wirf die Arme in die Luft, mach Wellen mit dem Oberkörper, federe in den Knien. Tu, was dir einfällt, aber hör nicht auf, dich zu bewegen. Bewege auch dein Gesicht, schneide Grimassen, strecke die Zunge raus, wackle vielleicht mit der Nase und mit den Augenbrauen, reiß die Augen auf, blinzele.

Öffne die Lippen leicht und lächle.

Atme jetzt ganz tief aus, lass die Luft vollkommen ausströmen. Und dann atme wieder tief ein, sodass sich dein Bauch nach außen wölbt. Vertiefe die Atmung immer mehr. Lass alles in dir noch entspannter, noch weicher werden.

Richte nun wieder die Aufmerksamkeit auf die Körperstelle: Was hat sich mit deinem Gefühl verändert?

Rolle der Übung beim Sex:

Ein Mensch, der sich selbst mag – oder sich zumindest neutral gegenübersteht – und nicht ständig darüber nachgrübelt, wie er aussieht, hat beim Sex mehr Spaß. Denn wie willst du etwas genießen und Erregung entwickeln, wenn du die ganze Zeit neben dir stehst, nur im Kopf unterwegs bist? Diese Übung hilft dir aus der Be- und Abwertung heraus. Sie lässt dich nachsichtiger mit dir selbst werden, indem sie dir vor Augen führt, dass Dinge nicht objektiv »hässlich« oder »schön« sind, sondern dass sich automatisch ein wohlwollendes Gefühl einstellt, wenn du dich bewegst und lockerlässt.

48 Übung D 4: Zwei-Zeit

Lesezeit: 2 Minuten

Besonders geeignet für:

Alle Menschen in einer Partnerschaft, die sich (wieder) näherkommen möchten und/oder die sich – längerfristig – (wieder) mehr genussvollen und befriedigenden gemeinsamen Sex wünschen und/oder bei denen der gemeinsame Sex derzeit aus unterschiedlichen Gründen – etwa Stress, Mental Load, Zeitmangel, Unlust, unterschiedliche Lebenswelten oder Ähnliches – auf der Prioritätenliste sehr weit unten steht.

Empfehlenswerte Auslösemomente:

Alle Momente, nach denen sich gewöhnlich ein Zeitfenster von mindestens ein paar Minuten auftut, in denen ihr beide zusammen ungestört sein könnt. Zum Beispiel, wenn einer von euch bereits zu Hause ist, der/die andere von der Arbeit nach Hause kommt und die Jacke an die Garderobe gehängt hat. Oder der Augenblick, wenn eure Kinder am Wochenende das Haus verlassen haben, um zu ihrem Sporttraining/zur Schule/zu Freunden zu gehen, ihr aber noch etwas Zeit habt, bevor ihr auch losmüsst oder etwas anderes ansteht (weitere Vorschläge bei Übung D 3)

Besonderheiten der Übung:

Diese Übung braucht nicht täglich gemacht zu werden, einmal pro Woche bringt bereits viel.

Ihr bringt eure Handys vorab in ein anderes Zimmer oder schaltet sie in den Flugmodus.

So geht's:

Die vielen Dinge, die wir im Alltag zu erledigen haben, haben die Tendenz, jeden Winkel auszufüllen, den wir ihnen lassen. Mit anderen Worten: Wenn wir nicht bewusst Freiräume schaffen für das, was uns neben den Verpflichtungen sonst noch wichtig ist, gibt es diese Freiräume nicht.

Diese Übung schafft eine Öffnung, damit gemeinsame Zeit, in der wir uns körperlich nah sind, wieder selbstverständlich wird – so wie es für die meisten von uns zu Beginn unserer Beziehung war. Deshalb geht es hier zunächst darum, einen festen Termin für euch zu reservieren und diesen zur Gewohnheit zu machen. Darum folgt diese Übung auch dem zeitlichen Schema, das du von den LMT-Basisübungen kennst: Erst 10 Sekunden, dann 30, später 1 Minute und so fort (lies gern noch einmal in Kapitel 16, den »Spickzettel« für die LMT-Übungen, Punkt 5 und 6).

Der Ablauf ist simpel:

Ihr legt euch zusammen in Unterwäsche aufs Bett. Dabei haltet ihr euch an der Hand oder legt euch Körper an Körper.

Mehr braucht ihr nicht zu tun. Es ist vollkommen okay, wenn ihr euch dabei langweilt. Ihr müsst die Übung auch nicht gleich toll finden. Es ist auch okay, wenn ihr genervt seid. Es reicht, wenn die Person, die weniger begeistert ist, den Sinn der Übung begreift und dabei mitmacht – gezwungen werden sollte aber bitte niemand.

Achtung: Der Sinn der Übung ist es nicht, euch Sex unterzujubeln, das erzeugt viel zu viel Druck! Wichtig ist hingegen, dass ihr übt, Zeit miteinander zu verbringen, ohne sexuelle Ansprüche an die andere Person zu haben. Seid achtsam.

Ist die vereinbarte Zeit rum, denkt bitte unbedingt an eure Belohnung (siehe Kapitel 15 »Der krönende Abschluss«). Wenn es euch beiden gefällt, könnt ihr dazu zum Beispiel

John Gottmans 6-Sekunden-Kuss (D 6) nutzen oder auch eine innige Umarmung.

Bei dieser Übung ist Verlässlichkeit wichtig. Darum ist es auch ein No-Go, wenn eine oder einer der Beteiligten sie als Vehikel nutzt, Sex zu bekommen, und zum Beispiel doch noch schnell an die Brüste oder an den Penis fasst. Es wird auch nicht dadurch okay, dass der Partner oder die Partnerin dann sagt: »Ach, der oder die Arme kann eben nicht anders. Es überkommt ihn oder sie eben.« Unter diesen Voraussetzungen ist die Übung zum Scheitern verurteilt.

Rolle der Übung beim Sex:

Wie gesagt, geht es hier – zunächst – darum, einen Keil in euren durchgetakteten Alltag zu schieben und dadurch gemeinsame Zeit zu reservieren, in der ihr euch (erneut) daran gewöhnt, euch ohne Erwartungen körperlich nah zu sein.

Ist diese gemeinsame Zeit aber einmal fest etabliert, hat die Übung ihren Zweck erfüllt, und euch steht mit der gemeinsamen Zeit eine wesentliche Zutat für möglichen Sex zur freien Verfügung.

Eine weiterführende und sehr lustige Übung mit (noch) mehr Körperkontakt ist die folgende. Sie kann »Zwei-Zeit« ersetzen, wenn ihr euch wieder daran gewöhnt habt, selbstverständlich Zeit miteinander zu verbringen.

49 Übung D 5: Body-2-Body

Lesezeit: 2 Minuten

Besonders geeignet für:

Wie in der vorherigen Übung: Alle Menschen in einer Partnerschaft, die sich (wieder) näherkommen möchten, die längerfristig ihren gemeinsamen Sex wieder aufnehmen und/oder ihm frischen Wind einhauchen möchten. Dabei spielt es keine Rolle, aus welchen Gründen der gemeinsame Sex ins Hintertreffen geraten ist.

Empfehlenswerte Auslösemomente:

Ebenfalls wie in D 2: Alle Momente, nach denen sich gewöhnlich ein Zeitfenster von mindestens ein paar Minuten auftut, in denen ihr beide zusammen ungestört sein könnt. Etwa der Moment, wenn ihr beide am Samstag- oder Sonntagmorgen wach geworden seid und noch im Bett liegt. Oder der Augenblick, wenn ihr das Sonntagsfrühstück abgeräumt habt (weitere Auslöservorschläge bei D 2).

Besonderheiten der Übung:

Diese Übung muss nicht täglich gemacht werden. Einmal pro Woche ist ein guter Rhythmus, das sollte dann aber auch wirklich fix eingeplant werden (falls ihr beide wollt, könnt ihr sie auch häufiger machen).

Ihr bringt eure Handys vor Übungsbeginn in ein anderes Zimmer oder schaltet sie in den Flugmodus.

Ihr beginnt mit dem Zeitschema des Lust-Micro-Trainings – siehe hierzu Kapitel 16 »Spickzettel fürs LMT« –, müsst euch aber längerfristig nicht daran halten. Wenn euch beiden die Übung Spaß macht, könnt ihr die Übung später auch über drei Minuten ausdehnen bis zu 20 bis 30 Minuten.

So geht's:

Ihr legt euch zusammen aufs Bett oder eine andere weiche Unterlage wie einen Teppich.

Dabei könnt ihr die Unterwäsche anbehalten oder euch nackt ausziehen – wie es euch am besten gefällt. Ziel dieser Übung ist es nicht, Sex zu haben, sondern, dass ihr euch (wieder) daran gewöhnt, euch regelmäßig körperlich nah zu sein.

Eine oder einer von euch beginnt: Sie oder er streichelt den gesamten Körper des oder der anderen und benutzt dazu – das ist der Clou – nicht die Hände, sondern den eigenen gesamten Körper, mit Ausnahme der Hände. Ihr dürft euch mit den Händen abstützen, das ist aber alles.

Anschließend ist der oder die andere dran. Auf diese Weise könnt ihr, je nach Zeitbudget, zunächst die ganze Vorderseite des Körpers eures Gegenübers streicheln. Dann die gesamte Rückseite.

Die Übung funktioniert auch im Stehen. Eine Variante ist es, wenn ihr beide gleichzeitig »körperstreichelt«. Das funktioniert besonders gut im Stehen – ihr werdet so automatisch eine Art Tanz umeinander vollführen, ein bisschen wie beim Pole Dancing. Ihr dürft euch dabei komisch vorkommen, es aber trotzdem machen.

So kommt ihr nicht nur in Bewegung und balanciert die Aktivität von Vagusnerv und Sympathikus aus – ihr müsst auch fast sicher ziemlich viel lachen, was die Vaguswirkung noch verstärkt. Inspiriert ist die Übung vom Sensate Focus der bekannten Sexualwissenschaftler William Masters und Virginia Johnson.

Rolle der Übung beim Sex:

Durch den Hautkontakt wird Oxytocin ausgeschüttet, das

vertieft eure Bindung. Außerdem sensibilisiert ihr durch das Einbeziehen des gesamten Körpers alle Hautzonen und nicht nur die klassischen »erogenen Zonen«. Die Vagusnerv-Aktivierung bewirkt dabei, dass ihr euch freundlich gesinnt seid. All das sind auch günstige Voraussetzungen für befriedigenden, genussvollen Sex. Aber vor allem gewöhnt ihr euch mit dieser Übung (wieder) daran, Zeit in körperlicher Nähe zum Menschen an eurer Seite verbringen. Habt ihr dieses Zeitfenster einmal fest in euren Alltag eingebaut, könnt ihr es später auch mit gemeinsamem Sex füllen.

50 Übung D 6: Der 6-Sekunden-Kuss

Lesezeit: 1 Minute, 30 Sekunden

Besonders geeignet für:
Alle in einer Partnerschaft, die sich wieder näherkommen oder ihre Beziehung festigen möchten.

Empfehlenswerte Auslösemomente:
Momente in Übergangssituationen, wenn also eine Person zum Beispiel ihre Jacke übergezogen hat, um das Haus zu verlassen – oder auch gerade nach Hause gekommen ist.

Besonderheiten der Übung:
Wie der Name schon andeutet, braucht ihr hier kein sich steigerndes Zeitschema zu befolgen, denn die Übung ist immer etwa sechs Sekunden lang.

So geht's:
Ihr umarmt euch und küsst euch dabei mindestens sechs Sekunden lang. Damit ist kein Zungenkuss gemeint, sondern ein zärtlicher Kuss auf die Lippen.

Diese Übung geht auf John Gottman und seine Frau Julie, beide bekannte US-amerikanische Psychologen, zurück. Die Gottmans erforschen seit Jahrzehnten, was glückliche Paare zusammenhält, und haben beobachtet, dass ein Kuss, der mindestens sechs Sekunden dauert, ein »Kuss mit Potenzial« ist, für den es »sich lohnt, nach Hause zu kommen«.[36]

Dieser Kuss ist eine echte Micro-Gewohnheit – und hat tatsächlich Potenzial, denn er löst wirklich etwas aus: die Ausschüttung von Oxytocin. Das stärkt eure Bindung.

51 Übung D 7: Das erste Date

Lesezeit: 1 Minute

Besonders geeignet für:

Menschen, die sich in jeder Hinsicht wieder näherkommen und neu verlieben möchten.

Empfehlenswerte Auslösemomente:

Bei dieser Übung verabredet ihr euch bewusst, sie lässt sich darum nicht an wiederkehrende Auslöser anhängen. Aber: Es ist durchaus eine gute Idee, die Übung hin und wieder zu wiederholen.

Besonderheiten der Übung:

Die Übung ist ein Rollenspiel, in dem ihr in euer früheres Selbst schlüpft.

So geht's:

Bei dieser Übung tut ihr so, als hättet ihr euch gerade erst kennengelernt und wärt gerade dabei, euch ineinander zu verlieben. Ihr verabredet euch zu eurem »ersten Date«. Natürlich wählt ihr dafür nicht euer heutiges gemeinsames Stammlokal, sondern sucht am besten etwas ganz Neues aus.

Am besten geht ihr nicht einfach nur romantisch essen, sondern gestaltet einen ganzen Abend mit Aktivitäten, die ihr normalerweise nicht – oder nicht mehr – zusammen macht, und wählt dabei Orte, wo ihr möglichst nicht Bekannten und Freunden in die Arme lauft. Geht ins Kino und knutscht in der letzten Reihe. Besucht ein Konzert einer unbekannten

Band. Fahrt ins Casino. Geht zum Tanztee. Kehrt in einer superschicken Bar ein. Lasst euch etwas einfallen.

Vor dem Date werft ihr euch natürlich in Schale – getrennt voneinander. Vielleicht fährst du vorher zu einer Freundin, um dich dort in Ruhe für deine Verabredung fertig zu machen?

Und dann: Lasst euch überraschen! Je mehr ihr euch ins Rollenspiel fallen lasst, umso größer ist der Effekt.

Nachspiel: Nähre das, was dich nährt

Herzlichen Glückwunsch!

Wenn du diese Zeilen liest, hast du sehr wahrscheinlich erlebt, wie deine Lust ihr Comeback gefeiert hat – jedenfalls dann, wenn du über einige Zeit nur drei Minuten deines Tages für die Übungen des Lust-Micro-Trainings (LMT) reserviert hast.

Vielleicht fragst du dich, wie es jetzt weitergeht. Was du tun kannst, damit deine Lust nicht irgendwann doch wieder den Rückzug antritt. Die Antwort ist simpel: Mach so weiter, wie du es dir jetzt angewöhnt hast. Nimm dich und dein sexuelles Wohlbefinden wichtig. Gib deinem Körper, deinen Empfindungen, dem Sex weiter Raum in deinem Leben. Nutze ihn als Ressource, als Energiequelle. Das geht mit oder ohne andere Menschen an deiner Seite.

Nähre also das, was dich nährt. So selbstverständlich, wie du auch isst oder trinkst oder atmest. Aber das sollte dir jetzt ohnehin ganz leichtfallen. Das ist ja das Wunderbare an kleinen Gewohnheiten: Du musst gar nicht mehr groß drüber nachdenken.

Herzlich

Deine Dania Schiftan

Danksagung

Lust hat viele Facetten. In diesem Buch schreibe ich insbesondere über die sexuelle Lust. Die Voraussetzung dafür, dass ich mich beruflich mit sexueller Lust befassen kann, ist für mich, dass ich Lust und Genuss auch in meinem eigenen Leben zulasse und genieße – in den verschiedensten Bereichen.

Als allererstes möchte ich meiner Familie, meinem Mann, meinen Kindern und unserem Hund danken. Ihr zeigt mir immer wieder, was wichtig ist im Leben. Aus unserem Zusammensein schöpfe ich Kraft, und ich darf sein, wie ich bin. Mit euch genieße ich, und ich darf mir auch mal Pausen gönnen. Ihr seid großartig!

Ein ganz besonderer Dank gilt dir, liebe Stella. Du bist nicht nur meine Co-Autorin, sondern unterdessen eine Freundin geworden. Du unterstützt mich im Schreibprozess, aber auch gedanklich. Deine kritischen Nachfragen geben mir Denkanstöße, und dein eigenes großes Wissen bewundere ich. Mit viel Leichtigkeit und noch mehr Sicherheit sorgst du dafür, dass alle Fakten gut recherchiert sind, und gibst mir Vertrauen in meine eigene Arbeit. So durfte ich die Herausforderungen, die dieses Buch an mich gestellt hat, als Teil einer wunderbaren Entwicklung erleben – persönlich und als Autorin.

Außerdem möchte ich Ann-Marlene Henning für ihren fachlichen und zwischenmenschlichen Rat danken! Und natürlich Julia für ihre Recherchebeiträge. Auch Stephanie Rego hat mich auf meinem persönlichen Weg sehr unterstützt.

Ich bin dankbar, dass meine Praxis nach wie vor meine große Leidenschaft sein darf und so viele Menschen mir ihr Vertrauen schenken! In diesem Sinne auch einen herzlichen Dank an meine ›Praxis-Fee‹ Manuela, die dafür sorgt, dass alles bestens organisiert ist und wie am Schnüerli läuft.

Danken möchte ich dafür, dass ich als Fachperson immer wieder von verschiedensten Institutionen eingeladen werde, um über Lust und Sexualität zu sprechen. So kann ich dazu beitragen, auf die enorme Wichtigkeit und Wesentlichkeit dieses Themas hinzuweisen, die so oft unterschätzt werden.

Auch in der digitalen Welt darf ich immer mehr Fuß fassen. Mein Wissen mit meiner Community zu teilen und mich mit großartigen Kolleginnen und Kollegen auszutauschen, gibt mir stets neue Inspiration. Durch meinen Podcast *Release* durfte ich neue Fähigkeiten an mir entdecken. Danke an Anne, dass sie mich dabei unterstützt und begleitet.

Besonders möchte ich auch dem Piper Verlag und meinen Lektorinnen Anja Hänsel und Katharina Muschiol danken, die meinen Texten mit viel Wohlwollen und Vertrauen begegnen.

Ich danke meinen wunderbaren Freundinnen. Diese tollen Frauen befreien mich immer wieder von Unsicherheiten. Bei ihnen darf ich unperfekt sein und Dinge ausprobieren. Mehr noch: Sie ermutigen mich, Neues zu probieren und über mich hinauszuwachsen. Und wenn etwas schiefläuft, fangen sie mich auf. Diese Frauenfreundschaften geben mir Extra-Power und machen es mir möglich, an mich selbst zu glauben.

Zum Schluss danke ich mir selbst. Ich danke mir für meinen Willen, mein Durchhaltevermögen und meinen Mut, Dinge, die ich spannend finde, anzupacken und umzusetzen. Auch wenn mich die Selbstzweifel immer wieder plagen, bin ich froh, dass ich an mich glauben kann und mich durch meine Arbeit selbst weiterentwickeln darf.

Versucht es auch! Glaubt an euch!

Literaturverzeichnis

Anonym (2023): Wie ich durch Antidepressiva meine Lust verlor. In: Süddeutsche Zeitung Magazin, 10. Oktober 2023, abgerufen online unter: https://www.sueddeutsche.de/projekte/artikel/magazin/antidepressiva-lust-orgasmus-e020798/

Baranowski, Andreas M.; Stark, Rudolf (2019): Geschlechterunterschiede in der Wahrnehmung sexueller Erregung. In: The Inquisitive Mind, abgerufen online unter: https://de.in-mind.org/article/geschlechterunterschiede-in-der-wahrnehmung-sexueller-erregung

Beach, Frank A.; Jordan, Lisbeth (1956): Sexual Exhaustion and Recovery in the Male Rat. In: Quarterly Journal of Experimental Psychology 8(3), 121–133. DOI: https://doi.org/10.1080/17470215608416811

Berger, Sebastian; Hatt, Hanns; Ockenfels, Axel (2017): Exposure to Hedione Increases Reciprocity in Humans. Frontiers in Behavioural Neuroscience 11 (eCollection 79). DOI: https://10.3389/fnbeh.2017.00079

Brooks, Nicole A.; Wilcox, Gisela et al. (2008): Beneficial Effects of Lepidium Meyenii (Maca) on Psychological Symptoms and Measures of Sexual Dysfunction in Postmenopausal Women are not Related to Estrogen or Androgen content. In: Menopause, 15(6):1157–62. DOI: https://10.1097/gme.0b013e3181732953

Chivers, Meredith L., Seto, Michael C., Blanchard, Ray (2007): Gender and sexual orientation differences in sexual response to sexual activities versus gender of actors in sexual films. In: Journal of Personality and Social Psychology, 93(6):1108-1121. DOI: https://10.1037/0022-3514.93.6.1108

Cieri-Hutcherson, Nicole E.; Jaenecke, Andrea et al. (2021): Systematic Review of l-Arginine for the Treatment of Hypoactive Sexual Desire Disorder and Related Conditions in Women. In: Pharmacy (Basel), 9(2):71. DOI: https://10.3390/pharmacy9020071

Coles, Nicolas A.; Gaertner, Lowell et al. (2023). Fact or artifact? Demand characteristics and participants' beliefs can moderate, but do not fully account for, the effects of facial feedback on emotional experience.

Journal of Personality and Social Psychology, 124(2):287–310. DOI: https://10.1037/pspa0000316

Do, Amy; Rupert, Alexandra & Wolford, George (2008): Evaluations of Pleasureable Experiences: the Peak-End-Rule. In: Psychonomic Bulletin & Review (15), 96–98

Dutton, Donald G. & Aron, Arthur (1974): Some Evidence for Heightened Sexual Attraction under Conditions of High Anxiety. In: Journal of Personality and Social Psychology 30, 510–517.

Esche, Benjamin (2020/2023): Das bringt Dopamin-Fasten wirklich. In: Quarks, abgerufen online unter: https://www.quarks.de/gesellschaft/wissenschaft/das-bringt-dopamin-fasten-wirklich/

Fiorino, Dennis F.; Coury, Ariane; Phillips, Anthony G. (1997): Dynamic Changes in Nucleus Accumbens Dopamine Efflux During the Coolidge Effect in Male Rats. In: Journal of Neuroscience 17(12), 4849–4855. DOI: https://www.jneurosci.org/content/17/12/4849

Föhr, Rena (2023): Know Your Flow – unseren Zyklus verstehen, für ein gutes Körpergefühl und besseren Sex. Piper

Ghamari, Kiandokht; Kashani, Ladan et al. (2020): Vitamin E and Ginseng Supplementation to Enhance Female Sexual Function: a Randomized, Double-blind, Placebo-controlled, Clinical Trial. In: Women Health 60(10),1164–1173. DOI: https://10.1080/03630242.2020.1803465

Huang, Sijia; Niu, Caoyuan & Santtila, Pekka (2022): Masturbation Frequency and Sexual Function in Individuals with and without Sexual Partners. In: Sexes 3 (2), S. 229–243. DOI: https://10.3390/sexes3020018

Joseph, Paul N.; Sharma, Rakesh K.; Agarwal, Ashok. et al. (2015): Men Ejaculate Larger Volumes of Semen, More Motile Sperm, and More Quickly when Exposed to Images of Novel Women. In: Evolutionary Psychological Science 1, 195–200 DOI: https://doi.org/10.1007/s40806-015-0022-8

Kai, Satoru; Nagino, Koji et al. (2016): Effectiveness of Moderate Intensity Interval Training as an Index of Autonomic Nervous Activity. In: Rehabilitation Research and Practice, November 2016. Publiziert online. DOI: https://10.1155/2016/6209671

Krämer, Tanja (2013): Schaltkreise der Motivation. Online unter: https://www.dasgehirn.info/denken/motivation/schaltkreise-der-motivation

Lester, Gillian L.; Gorzalka, Boris B. (1988): Effect of Novel and Familiar Mating Partners on the Duration of Sexual Receptivity in the Female Hamster. In: Behavioral and Neural Biology, 49(3): 398–405

Mangler, Mandy; Heise, Kathrin; Leßmann, Smilla et al. (2022): Mehr als nur ein »Knöpfchen« – der gynäkologische Blick auf die Klitoris. In: Der Gynäkologe (seit April 2022: Die Gynäkologie), 55: 139–147

Meissner, Henry O.; Mscisz, A. et al. (2006): Hormone-Balancing Effect of Pre-Gelatinized Organic Maca (Lepidium Peruvianum Chacon): (II) Physiological and Symptomatic Responses of Early-Postmenopausal Women to Standardized doses of Maca in Double Blind, Randomized, Placebo-Controlled, Multi-Centre Clinical Study. In: International Journal of Biomedical Science, 2(4): 360–74

Meissner, Henry O.; Kapczynski W. et al. (2005): Use of Gelatinized Maca (Lepidium Peruvianum) in Early Postmenopausal Women. In: International Journal of Biomedical Science, ;1(1): 33–45

Meston, Cindy M.; Worcel, Manuel (2002): The Effects of Yohimbine Plus L-arginine Glutamate on Sexual Arousal in Postmenopausal Women with Sexual Arousal Disorder. In: Archives of Sexual Behaviour (4): 323–32. DOI: https://10.1023/a:1016220225392

Nowak, Rachel; Williamson, Susan (1998): New Study of the Clitoris Reveals Truth Missed by Anatomy Textbooks. In: New Scientist, abgerufen online unter: https://www.newscientist.com/article/mg15921455-500-new-study-of-the-clitoris-reveals-truths-missed-by-anatomy-textbooks/

O'Connell, Helen; Hutson, John M.; Anderson, Colin R. et al. (1998): Anatomical Relationship Between Uretha and Clitoris. In: The Journal of Urology 159 (6): 1892–1897. DOI: https://10.1016/S0022-5347(01)63188-4

Pfaus, James G.; Quintana, Gonzalo R.; Cionnaith, Conall Mac et al. (2016): The Whole versus the Sum of some of the Parts: toward resolving the Apparent Controversy of Clitoral versus Vaginal Orgasms. In: Socioaffective Neuroscience & Psychology, 6 (1), DOI: https://10.3402/snp.v6.32578 (open access online)

Prause, Nicole; Kuang, Lambert et al. (2016): Clitorally Stimulated Orgasms Are Associated With Better Control of Sexual Desire, and Not Associated With Depression or Anxiety, Compared With Vaginally Stimulated Orgasms. In: The Journal of Sexual Medicine 13(11), 1676–1685. DOI: https://10.1016/j.jsxm.2016.08.014

Pützer, Annika; Brüne, Martin et al. (2019/2020): Hedione Reduces Subjective Vicarious Stress. In: Frontiers of Behavioural Neuroscience 13 (eCollection 297). DOI: https://10.3389/fnbeh.2019.00297

Salonia, Andrea; Fabbri, Fabio et al. (2006): Chocolate and Women's Sexual Health: An Intriguing Correlation. In: Journal of Sexual Medicine, 3(3): 476–82. DOI: https://10.1111/j.1743-6109.2006.00236.x

Seynsche, Monika; Hatt, Hanns (2015): Pheromone beim Menschen – eine sensationelle Entdeckung. In: Deutschlandfunk, abgerufen unter: https://www.deutschlandfunk.de/pheromone-beim-menschen-eine-sensationelle-entdeckung-100.html

Scheuernstuhl, Annelie; Hild, Anne (2014): Natürliche Hormontherapie. Aurum

Schnarch, David (2012): Intimität und Verlangen: Sexuelle Leidenschaft in dauerhaften Beziehungen. Klett-Cotta

Schünke, Michael; Schulte, Erik et al.; Illustrationen von Voll, Markus und Wesker, Karl H. (2022): Prometheus LernAtlas der Anatomie. Allgemeine Anatomie und Bewegungssystem. Thieme

Wallrabenstein, Ivonne; Gerber, Johannes et al. (2015): The smelling of Hedione results in sex-differentiated human brain activity. Neuroimage 113, 365–73. DOI: https://10.1016/j.neuroimage.2015.03.029

Wedekind, Claus; Seebeck, Thomas et al. (1995): MHC-dependent mate preferences in humans. In: Proceedings: BiologicalSciences, 260 (1359), 245–249

Endnoten

1 Matthiesen, S.: Wandel von Liebesbeziehungen und Sexualität: Empirische und theoretische Analysen, 2007.

2 Funfact: Masturbieren bedeutet eigentlich, es mit der Hand zu machen – aber natürlich geht das auch auf andere Art und Weise.

3 Wallrabenstein, Gerber et al., 2015.

4 Berger, Hatt & Ockenfels, 2017.

5 Willst du mehr wissen? In meinem Bestseller »Coming Soon – Orgasmus ist Übungssache« widme ich mich allein dem Thema des weiblichen Höhepunkts.

6 Beach & Jordan, 1954.

7 Lester & Gorzalka, 1988.

8 Joseph/Sharma/Agarwal et al. 2015.

9 Vgl. z. B. Lorenzen, 2020 oder Esche, 2020.

10 Dutton & Aron, 1974.

11 Chivers, Seto & Blanchard, 2007.

12 Wehrum et al., 2013.

13 Chivers, Seto & Blanchard, 2007.

14 Buss, 2015.

15 Pennebaker & Roberts, 1992.

16 Baranowski & Hecht, 2015.

17 Falls du dich schon mal näher mit Sexologie auseinandergesetzt hast: Der Test ist locker inspiriert von den Erregungsmodi im Sexocorporel. Das ist ein Modell, das ich in meiner Praxis anwende. Aber eben nur locker, die Begriffe und Erklärungen sind nicht dieselben. Der Test ist lediglich eine unterhaltsame Möglichkeit, dich und deine derzeitigen sexuellen Vorlieben besser kennenzulernen. Er ersetzt keine therapeutische Anamnese!

18 Ausschließlich diesem Thema widme ich mich in meinem Bestseller »Coming Soon«, wie dieses Buch im Piper Verlag erschienen.

19 »Sex in langfristigen Partnerschaften«, 2017, Parship Schweiz.

20 Darüber hinaus gibt es in der Körpertherapie eine Vielzahl von Übungen für jegliches emotionales Bedürfnis und jeglichen emotionalen Zustand. Für dieses Buch habe ich mich in der Auswahl der Übungen für die für mich momentan am wichtigsten erscheinenden entschieden. Wenn du mehr wissen möchtest, lies gerne als Ergänzung das Buch »Ich schaf(f) das! Leichte Körperübungen für mehr Lebenspower« von Claudia Croos-Müller.

21 Lorenz-Hoppe, Anke: Vom Genuss zur Sucht, 1.7.2020, online: https://www.dasgehirn.info/krankheiten/sucht/vom-genuss-zur-sucht.

22 Diesen Begriff hat sich der US-amerikanische Soziologe und »Verhaltensdesigner« Dr. Brian J Fogg als Marke registrieren lassen.

23 Vgl. Pfaus/Fonzalo/Cionnaith et al., 2016 sowie O'Connell/Anderson/Colin et al., 1998 und Mangler/Heise/Leßmann et al., 2022.

24 Vgl. Kai, Koji et al., 2016

25 Auf www.lilli.ch findest du auch Videos zur Beckenschaukel. www.lilli.ch/aktiv_bewegung_uebungen_frau.

26 Falls du weder Vibrator noch Dildo hast, nimm bitte *nicht* einfach irgendwas. Flaschen zum Beispiel können gefährlich sein, weil sie zerbrechen oder sich festsaugen können. Holz kann splittern. Gemüse oder Obst wie Gurken oder Bananen sind oft gespritzt und nicht sehr stabil. Es gibt aber eine Ausnahme, die meine Kollegin Ann-Marlene Henning gerne empfiehlt: Eine dicke stabile Möhre, von der du die dünne Spitze abschneidest und über die du dann ein Kondom ziehst, kann tatsächlich als guter Dildoersatz fungieren.

27 Achtung: Wir sprechen hier vom natürlichen Monatszyklus der Frau, nicht von einem künstlichen »Zyklus«, der durch die Verwen-

dung hormoneller Verhütungsmittel wie zum Beispiel der »Pille« entsteht. Zum Thema hormonelle Verhütung liest du mehr im nächsten und übernächsten Kapitel.

28 Ich möchte schon an dieser Stelle darauf hinweisen: Ich bin keine Hormonexpertin. Die zum Thema gegebenen Informationen beruhen auf gewissenhafter Recherche, aber ich kann dennoch keine Garantie für ihre Richtigkeit geben.

29 Falls dein Partner das Problem hat, mit Kondom (oder auch sonst) zu wenig im Penis zu spüren, findet er hier Tipps, wie das zu ändern ist: https://www.lilli.ch/geschlechtsverkehr_mann_ueben_selbstbefriedigung_tipps.

30 Cieri-Hutcherson; Jaenecke et al., 2021.

31 U.a. Meissner; Kapczynski et al., 2005; Meissner, Mscisz et al. 2006; Brook, Wilcox et al., 2008.

32 Ghamari; Kashani et al., 2020.

33 Salonia; Fabbri et al., 2006.

34 Meston & Worcel, (2002).

35 Mehr zum Effekt von Stress auf deine Sexualität liest du in Kapitel 34.

36 Zitat aus dem Newsletter mit Übungen und zum Nachdenken und -machen anregenden Erkenntnissen »Marriage Minute«, hier kannst du ihn abonnieren (in englischer Sprache): www.gottman.com/marriage-minute/.